203-1

第一单元

全国护理学初级（师）资格考试
优选卷（一）

护理学初级（师）

（报考类别代码：203）

考试日期：20××年××月××日
考试时间：120 分钟

考生姓名：________
准考证号：________

中国协和医科大学出版社
北　京

第一单元
基 础 知 识

A1/A2 型题

答 题 说 明

以下每一道考题下面有 A、B、C、D、E 5 个备选答案。请从中选择 1 个最佳答案，并在答题卡上将相应题号的相应字母所属的方框涂黑。

1. 有机磷农药中毒时使用解磷定必须遵循的原则是
   A. 间断给药
   B. 小量给药
   C. 缓给
   D. 与碱性药同用
   E. 早期、反复给药、首剂足量
2. 下列胆汁的成分里，占比最大的是
   A. 胆固醇
   B. 水分
   C. 无机盐
   D. 胆汁酸盐
   E. 脂肪酸
3. 脑血栓形成患者溶栓的最佳时机是
   A. 6 小时内
   B. 8 小时内
   C. 10 小时内
   D. 12 小时内
   E. 24 小时内
4. 原发性气胸多见于
   A. 瘦弱老年人
   B. 瘦弱育龄期女性
   C. 矮胖体型女性青年
   D. 肥胖体型男性儿童
   E. 瘦高体型男性青壮年
5. 易发生乳腺癌的情况是
   A. 42 岁未孕
   B. 45 岁绝经
   C. 14 岁月经初潮
   D. 30 岁初次足月产
   E. 生育后哺乳 10 个月
6. 甲状腺功能减退症的最常见原因是
   A. 原发性甲状腺功能减退症
   B. 手术
   C. 垂体肿瘤
   D. 放射
   E. 下丘脑病变
7. 下述哪项不是子宫破裂的病因
   A. 胎位不正
   B. 骨盆狭窄

C. 宫缩乏力

D. 子宫收缩药使用不当

E. 子宫发育不良

8. 关于原发性肺结核的描述，下列哪项是错误的

A. 初次感染部位多在上叶底部、中叶和下叶上部

B. 结核分枝杆菌可引起淋巴管炎和淋巴结炎

C. 原发病灶和淋巴结都不发生干酪样坏死

D. 症状多轻微而短暂

E. 多发生于儿童

9. 膀胱癌最常见的典型临床表现是

A. 疼痛

B. 肉眼全程血尿，终末加重

C. 膀胱刺激征

D. 排尿困难

E. 镜下血尿

10. 高渗性脱水的病理特点是

A. 体液改变以失钠为主

B. 体液改变以失水为主

C. 体液改变以失钾为主

D. 体液改变以失钙为主

E. 体液改变以失氯为主

11. 我国门静脉高压症最常见的病因是

A. 先天性门静脉闭锁

B. 肿瘤压迫门静脉

C. 肝硬化

D. 肝外门静脉血栓

E. 先天性门静脉狭窄

12. 甲状腺功能亢进症患者的大便次数多，是因为

A. 肠蠕动过快

B. 甲状腺素过少

C. 高热

D. 饮水过多

E. 进食过多

13. 血栓闭塞性脉管炎好发于

A. 老年男性

B. 重体力劳动者

C. 年轻女性

D. 老年女性

E. 长期吸烟的男性青壮年

14. 骨折愈合需要的 3 个先决条件是

A. 足够的接触面、牢固的固定、充足的营养

B. 适当的功能锻炼、牢固的固定、充分的血供

C. 牢固的固定、充分的血供、足够的接触面

D. 充足的营养、适当的功能锻炼、牢固的固定

E. 足够的接触面、适当的功能锻炼、充足的营养

15. 慢性风湿性心脏病的发病机制是

A. 细菌侵犯瓣膜

B. 细菌毒素所致

C. 自身免疫反应

D. 溶血性链球菌变态反应

E. 病毒直接侵犯

16. 急性心肌梗死患者发生左心衰竭的主要

原因是

A. 肺部感染

B. 心脏负荷加重

C. 房室传导阻滞

D. 情绪激动

E. 心肌收缩力减弱和不协调

17. 局部治疗外阴炎，可用

A. 1%乳酸溶液阴道灌洗

B. 1：5000 高锰酸钾溶液坐浴

C. 0.5%醋酸溶液阴道灌洗

D. 3%硼酸液湿敷

E. 40%氧化锌油膏涂于局部

18. 严重挤压伤引起肾衰竭，其肾衰竭原因属于

A. 肾前性

B. 肾后性

C. 肾性

D. 肾前性及肾性

E. 肾性及肾后性

19. 维生素 D 缺乏后，血钙降低刺激机体代偿分泌增加的激素是

A. 肾素

B. 甲状旁腺素

C. 甲状腺素

D. 胰岛素

E. 肾上腺素

20. 目前肺癌最常见的病理类型是

A. 鳞癌

B. 小细胞癌

C. 大细胞癌

D. 腺癌

E. 支气管肺泡癌

21. 弥散性血管内凝血（DIC）最常见的病因是

A. 肿瘤疾病

B. 感染性疾病

C. 广泛性手术

D. 产科疾病

E. 烧伤

22. 治疗消化性溃疡时，为杀灭幽门螺杆菌，首选的药物是

A. 阿莫西林

B. 甲硝唑

C. 奥美拉唑

D. 碳酸氢钠

E. 硫糖铝

23. 腹膜炎引起的肠梗阻属于

A. 机械性绞窄性肠梗阻

B. 机械性单纯性肠梗阻

C. 麻痹性肠梗阻

D. 血运性肠梗阻

E. 痉挛性肠梗阻

24. 下列哪项是十二指肠溃疡的主要病因

A. 幽门螺杆菌感染

B. 胃酸分泌过多

C. 应激和心理因素

D. 遗传因素

E. 吸烟

25. 消化性溃疡治疗用药中，抑制胃酸分泌作用最强的药物是

A. 法莫替丁

B. 奥美拉唑

C. 碳酸氢钠

D. 硫糖铝

E. 枸橼酸铋钾

26. 不符合早产儿外观特点的是

A. 足纹遍及整个足底

B. 头发软、乱

C. 乳腺结节小或无结节

D. 四肢肌力低呈伸直状

E. 指甲未达到指端

27. 下列哪项不属于心血管功能监测的设备

A. 心电监护仪

B. 心电图机

C. 中心静脉压测定仪

D. 血流导向气囊导管（Swan-Ganz 导管）

E. 潮气量测定仪

28. 反映骨骼发育的重要指标是

A. 体重

B. 身长

C. 出牙早迟

D. 囟门闭合情况

E. 头围与胸围比例

29. 下列选项中，不属于尿路感染易感因素的是

A. 尿流不通畅

B. 尿路畸形或结构异常

C. 尿液中的尿素浓度高、渗透压高

D. 机体免疫力差

E. 尿道口周围有炎症病灶

30. 恶性肿瘤 TNM 分期法中，N 表示

A. 多发肿瘤

B. 淋巴结

C. 肿瘤大小

D. 质地

E. 远处转移

31. 下列哪项属于卵巢肿瘤

A. 成熟畸胎瘤

B. 黄素化囊肿

C. 卵泡囊肿

D. 黄体囊肿

E. 卵巢子宫内膜异位症

32. 急性肾炎伴急性肾衰竭时，排钾的最佳措施是

A. 使用钙盐

B. 使用碱剂

C. 使用利尿药

D. 血液透析

E. 静脉滴注 5%葡萄糖溶液

33. 高血压患者降压时，出现头晕、视物模糊、眩晕应该

A. 增加抗高血压药剂量

B. 撤换抗高血压药

C. 给予镇静药

D. 立即平卧

E. 调整生活节奏

34. 颅内压升高的病因不包括

A. 脑积水

B. 脑肿瘤

C. 脑出血

D. 佝偻病

E. 脑炎

35. 引起呼气性呼吸困难最常见的病因是

A. 气管异物

B. 大支气管肿瘤

C. 大片肺组织实变

D. 大量胸腔积液

E. 小支气管痉挛

36. 糖尿病酮症酸中毒的特征性表现为

A. 呼吸加深、加快

B. 皮肤、黏膜干燥

C. 昏迷

D. 二氧化碳结合力下降

E. 呼气有烂苹果味

37. 生长速度快，恶性度高，对化学治疗敏感的肺癌是

A. 鳞癌

B. 小细胞未分化癌

C. 大细胞未分化癌

D. 腺癌

E. 支气管肺泡癌

38. 以意识丧失和全身抽搐为特征的癫痫发作类型是

A. 简单部分性发作

B. 单纯失神发作

C. 复杂部分性发作

D. 精神运动性兴奋

E. 强直阵挛发作

39. 健康 2 岁幼儿的呼吸次数每分钟是

A. 15~20 次

B. 25~30 次

C. 35~40 次

D. 45~50 次

E. 55~60 次

40. 与支气管哮喘发作有关的免疫球蛋白（Ig）是

A. IgA

B. IgG

C. IgE

D. IgD

E. IgM

41. 抗甲状腺药的致命性副作用为

A. 低血糖

B. 变态反应

C. 粒细胞缺乏

D. 肝损害

E. 甲状腺功能减退

42. 下列哪项不是维生素 D 缺乏性佝偻病的病因

A. 生长速度过快

B. 维生素 D 摄入不足

C. 日光照射不足

D. 免疫力低下

E. 药物和疾病影响

43. 临床上最容易引起嵌顿的疝为

A. 可复性疝

B. 腹股沟直疝

C. 脐疝

D. 切口疝

E. 股疝

44. 端坐位可减轻左心衰竭引起呼吸困难的原因是

A. 减轻上腔静脉淤血

B. 减轻下腔静脉淤血

C. 减轻肠系膜静脉淤血

D. 减轻门静脉淤血

E. 减轻肺淤血

45. 诊断巨幼细胞贫血的重要指标是

A. 叶酸和维生素 B_{12}测定

B. 骨髓细胞形态学检查

C. 胃液分析

D. 血常规

E. 内因子抗体测定

46. 原发性肾病综合征患者水肿的主要原因是

A. 蛋白质合成障碍

B. 低蛋白血症

C. 高脂血症

D. 循环血容量不足

E. 肾小管重吸收蛋白障碍

47. 一般情况下，下列哪项不是典型心绞痛的诱因

A. 体力劳动

B. 饱餐

C. 受寒

D. 睡眠

E. 吸烟

48. 需要全肠外营养支持的患者是

A. 昏迷患者

B. 吞咽功能障碍者

C. 食管癌患者术后早期

D. 胃部手术空肠造瘘者

E. 高热患者需补充高能量流质时

49. 下列均需及时到医院就诊，尽快注射破伤风抗毒素，除外

A. 腹腔脓肿清除术前

B. 木头刺伤，但伤口深

C. 烧伤

D. 生锈的铁钉刺伤

E. 开放性骨折

50. 泌尿系统结核的病原菌几乎都来自

A. 肺

B. 骨

C. 肠

D. 肝

E. 腹膜

51. 慢性肺源性心脏病的发病机制是

A. 右心前负荷加重

B. 右心后负荷加重

C. 左心前负荷加重

D. 左心后负荷加重

E. 全心前负荷加重

52. 在倾听技巧中，哪项是不可取的

A. 全神贯注

B. 集中精神

C. 双方保持一定距离

D. 双方在同一高度

E. 始终保持目光的接触

53. 一侧全肺切除术后，输液速度应控制在

A. 10~20 滴/分

B. 20~30 滴/分

C. 30~40 滴/分

D. 40~50 滴/分

E. 50~60 滴/分

54. 新生儿缺氧缺血性脑病的病因中最容易被忽略的是

A. 产后患儿呼吸衰竭

B. 出生时评分

C. 产前慢性缺氧

D. 产时窒息

E. 胎儿窘迫

55. 下列关于胎盘早剥，说法错误的是

A. 正常位置的胎盘先行剥离

B. 常合并胎位异常

C. 主要的病理是底蜕膜出血

D. 可发生子宫胎盘卒中

E. 可有阴道流血、腹痛

56. 原发性痛经与继发性痛经的主要区别是

A. 痛经的严重程度

B. 下腹疼痛的性质

C. 痛经史的长短

D. 是否影响生育

E. 生殖器官有无器质性病变

57. 下列关于急性支气管炎的病因及发病机制，说法错误的是

A. 凡能引起上呼吸道感染的病原体均可引起支气管炎

B. 常继发于上呼吸道感染

C. 气管常同时受累

D. 唯一病原体为病毒

E. 婴幼儿多见

58. 新生儿出生时平均头围为

A. 30cm

B. 32cm

C. 34cm

D. 36cm

E. 46cm

59. 胎盘的组成为

A. 羊膜、叶状绒毛膜和底蜕膜

B. 羊膜、平滑绒毛膜和包蜕膜

C. 羊膜、叶状绒毛膜和包蜕膜

D. 羊膜、平滑绒毛膜和底蜕膜

E. 羊膜、平滑绒毛膜和真蜕膜

60. 成年人少尿是指 24 小时尿量少于

A. 1000ml

B. 800ml

C. 600ml

D. 400ml

E. 200ml

61. 在高血压发病过程中，占主导地位的因素是

A. 高级神经中枢功能失调

B. 缺少体力活动

C. 体液因素

D. 内分泌失调

E. 遗传

62. 脑出血急性期处理的重要环节是

A. 积极准备手术

B. 应用降压药物降血压

C. 止血治疗

D. 早期康复治疗

E. 控制脑水肿，降低颅内压

63. 原发性腹膜炎和继发性腹膜炎的主要区别在于

A. 腹痛性质

B. 疾病严重程度

C. 腹肌紧张程度

D. 病原菌的种类

E. 腹腔是否有原发病灶

64. 目前区别脑出血和脑血栓形成的最可靠依据是

A. 发病急缓

B. 瘫痪程度

C. 昏迷深浅

D. 脑脊液检查

E. 头颅 CT 检查

65. 服用铁剂后出现黑便的原因是

A. 引起肠黏膜破溃出血

B. 引起上消化道出血

C. 腐蚀肠壁血管引起出血

D. 在肠道细菌作用下生成硫化铁所致

E. 腐蚀胃血管引起出血

66. 大量上消化道出血且不易控制的常见病因是

A. 十二指肠球后溃疡出血

B. 应激性溃疡出血

C. 食管胃底静脉曲张破裂出血

D. 胆道出血

E. 胃癌出血

67. 黏液细胞可分泌

A. 促胃液素

B. 胃酸

C. 胃蛋白酶原

D. 胃蛋白酶

E. 碱性黏液

68. 宫内节育器放置后的副作用不规则阴道出血常发生于

A. 最初 1 个月内

B. 最初 2 个月内

C. 最初 3 个月内

D. 最初 4 个月内

E. 最初 5 个月内

69. 法洛四联症的 4 个畸形组成不包括

A. 室间隔缺损

B. 肺动脉狭窄

C. 主动脉骑跨

D. 右心室肥厚

E. 房间隔缺损

70. 在系统性红斑狼疮的多系统损害中，以下哪项发生率最高

A. 皮肤

B. 关节

C. 肾脏

D. 心血管

E. 肺和脑膜

71. 脊柱骨折的形态，多属于

A. 裂缝骨折

B. 横行骨折

C. 压缩骨折

D. 螺旋形骨折

E. 凹陷骨折

72. 各种休克的共同病理改变是

A. 血压下降

B. 脉压下降

C. 有效循环血量锐减

D. 中心静脉压下降

E. 血管张力降低

73. 心搏骤停复苏后最常见的感染是

A. 败血症

B. 伤口感染

C. 尿路感染

D. 肺部感染

E. 消化道感染

74. 自身免疫性胃炎患者出现恶性贫血是由于血中有抗内因子抗体存在而影响

A. 维生素 C 的吸收

B. 维生素 C 的降解

C. 维生素 B_{12}的吸收

D. 维生素 B_{12}的降解

E. 维生素 K 的吸收

75. 消化性溃疡的护理诊断不包括

A. 焦虑

B. 潜在并发症包括胃穿孔、上消化道出血

C. 营养失调

D. 腹痛

E. 预感性悲哀

76. 当医疗资源的微观分配发生矛盾时，应优先把有限的卫生资源分配给

A. 病情严重的人

B. 年龄大的患者

C. 经济条件差的患者

D. 生命质量高、价值大的人

E. 经济条件好的人

77. 乳腺癌局部皮肤呈“橘皮样”改变的原因是

A. 肿物压迫引起

B. 癌肿位置深，侵及乳房悬韧带

C. 癌细胞侵及或堵塞乳房浅表淋巴管导致淋巴水肿

D. 肿物与乳房皮肤粘连

E. 肿瘤周围的炎性改变引起

78. 为减轻支气管哮喘带来的痛苦，患者应采取

A. 被动体位

B. 自动体位

C. 强迫坐位

D. 强迫卧位

E. 强迫俯卧位

79. 患者，女，32 岁。确诊为滴虫阴道炎，因治疗不当反复发作，现妊娠 2 个月就诊。下列健康宣教正确的是

A. 无须保持外阴清洁

B. 夫妇双方无须同时治疗

C. 复查白带找滴虫，3 次均阴性为治愈

D. 滴虫阴性后继续 3 个疗程以巩固疗效

E. 妊娠早期不宜阴道用药，可口服甲硝唑

80. 患者，男，27 岁。咳嗽，呼吸困难，自觉头胀痛，恶心，全身无力。查体：体温 39℃，脉搏 140 次/分，呼吸浅快，皮肤口唇发绀。入院诊断为肺炎链球菌肺炎。该患者排在首位的护理诊断是

A. 舒适度改变：疼痛

B. 活动无耐力

C. 体温过高

D. 气体交换受损

E. 焦虑

81. 患者，男，68 岁。以肺气肿、高碳酸血症型呼吸衰竭收入院。因咳嗽、痰多，呼吸困难，并对医院环境不适应而夜间不能入睡。对其错误的护理是

A. 给予镇咳和镇静药，帮助入睡

B. 减少夜间操作，保证患者睡眠

C. 给低流量持续吸氧

D. 减少白天睡眠时间和次数

E. 和患者一同制订白天活动计划

82. 患者，男，60 岁。曾有肝硬化、食管胃底静脉曲张破裂出血病史 2 年，因突然呕血 800ml、黑便 3 次入院。该患者首选的止血药物是

A. 氨甲苯酸

B. 雷尼替丁

C. 奥美拉唑

D. 血管升压素

E. 维生素 K

83. 初孕妇，妊娠 28 周。今日自感头晕、头痛，产检时发现血压 158/110mmHg，尿蛋白（++），水肿（++），诊断为子痫前期。其基本的病理变化是

A. 水肿

B. 蛋白尿

C. 高血压

D. 全身小动脉痉挛

E. 宫腔内张力过高

84. 新生儿出生后，心率 95 次/分，呼吸浅慢且不规则，有喉反射，四肢青紫。阿普加（Apgar）评分为

A. 3 分

B. 4 分

C. 5 分

D. 6 分

E. 7 分

85. 患者，男，55 岁。因胆结石合并胆道梗阻拟手术治疗，患者的妻子、父母、大哥及其 30 岁的儿子都到了医院，医务人员介绍了手术的重要性及风险。其手术协议签订人应首选

A. 患者本人

B. 患者的父母

C. 患者的妻子

D. 患者的大哥

E. 患者的儿子

86. 患儿，女，4 岁。出生时已接种卡介苗。低热 3 周，伴乏力、盗汗、精神萎靡，阵发性干咳，用青霉素治疗无效，遂由家长带来就诊。X 线检查示肺部“哑铃状”阴影。该患儿最可能的诊断是

A. 支气管肺炎

B. 肺炎支原体肺炎

C. 腺病毒性肺炎

D. 粟粒型肺结核

E. 原发性肺结核

87. 某慢性肾衰竭患者，血钾 > 6.5mmol/L 时，给予 10% 葡萄糖酸钙静脉注射，其作用机制是

A. 缓解血总钙降低

B. 缓解脑水肿

C. 缓解血游离钙降低

D. 缓解低血钾

E. 缓解碱中毒

88. 患者，女，60 岁。有溃疡病史 10 余年。突然出现呕血约 500ml，伴有黑便，急

诊入院。查体：神志清楚，血压100/60mmHg，心率110次/分。其首要的护理措施是

A. 平卧位，头部略抬高

B. 三腔双囊管压迫止血

C. 头偏向一侧，防止误吸和窒息

D. 快速滴入血管升压素

E. 暂时给予流质饮食

89. 患者，男，28岁。检查发现气管向左侧移位，右侧胸廓饱满，语音震颤减弱，叩诊呈浊音。考虑最可能的原因是

A. 肺气肿

B. 气胸

C. 胸腔积液

D. 肺炎

E. 肺脓肿

B1 型题

答 题 说 明

以下提供若干组考题，每组考题共同使用在考题前列出的A、B、C、D、E 5个备选答案。请从中选择1个与考题关系密切的答案，并在答题卡上将相应题号的相应字母所属的方框涂黑。每个备选答案可能被选择一次、多次或不被选择。

（90~91题共用备选答案）

A. 抑制肠内细菌生长，促进乳杆菌繁殖

B. 与游离氨结合，从而降低血氨

C. 与氨合成尿素和鸟氨酸，从而降低血氨

D. 被细菌分解成乳酸和醋酸，使肠内呈酸性

E. 纠正氨基酸代谢不平衡，抑制假神经递质形成

90. 乳果糖在治疗肝性脑病中的机制是

91. 支链氨基酸在治疗肝性脑病中的机制是

（92~94题共用备选答案）

A. 会阴裂伤

B. 宫颈裂伤

C. 胎盘滞留

D. 胎膜残留

E. 胎盘小叶缺损

92. 宫口未开全时，阴道助产娩出胎儿，易致

93. 脐静脉注入牛乳，可见牛乳自胎盘母体面溢出，表明出现的损伤是

94. 产钳术时未行适度的会阴切开，可导致

（95~97题共用备选答案）

A. 脑

B. 心

C. 肾

D. 脾

E. 肺

95. 一氧化碳中毒最先受损的部位是

96. 系统性红斑狼疮最常受损的部位是

97. 多器官功能障碍综合征中最常见的衰竭器官是

(98~100 题共用备选答案)

A. 唇痈

B. 小腿丹毒

C. 下颌蜂窝织炎

D. 疖

E. 深部脓肿

98. 护理中需床边隔离的是

99. 需要穿刺才可确诊的是

100. 易导致象皮肿的是

参考答案

第一单元　基础知识

1. E　2. B　3. A　4. E　5. A　6. A
7. C　8. C　9. B　10. B　11. C　12. A
13. E　14. C　15. D　16. E　17. B
18. C　19. B　20. D　21. B　22. C
23. C　24. A　25. B　26. A　27. E
28. B　29. C　30. B　31. A　32. D
33. D　34. D　35. E　36. E　37. B
38. E　39. B　40. C　41. C　42. D
43. E　44. E　45. A　46. B　47. D
48. C　49. A　50. A　51. B　52. E
53. B　54. C　55. B　56. E　57. D
58. C　59. A　60. D　61. A　62. E
63. E　64. E　65. D　66. C　67. E
68. C　69. E　70. C　71. C　72. C
73. D　74. C　75. E　76. A　77. C
78. C　79. C　80. D　81. A　82. D
83. D　84. C　85. A　86. E　87. A
88. C　89. C　90. D　91. E　92. B
93. E　94. A　95. A　96. C　97. E
98. B　99. E　100. B

解　析

扫码查看
相关内容

203-2　　　　　　　　　　　　　第二单元

全国护理学初级（师）资格考试
优选卷（一）

护理学初级（师）

（报考类别代码：203）

考试日期：20××年××月××日
考试时间：120 分钟

考生姓名：________
准考证号：________

中国协和医科大学出版社
北　京

第二单元
相关专业知识

A1/A2 型题

答 题 说 明

以下每一道考题下面有 A、B、C、D、E 5 个备选答案。请从中选择 1 个最佳答案，并在答题卡上将相应题号的相应字母所属的方框涂黑。

1. 属于血管壁异常所致出血性疾病的是
   A. 血友病
   B. 血小板无力症
   C. 过敏性紫癜
   D. 再生障碍性贫血
   E. 白血病
2. 严重高渗性脱水的患者首选补液的液体是
   A. 生理盐水
   B. 平衡盐溶液
   C. 5%葡萄糖溶液
   D. 5%碳酸氢钠溶液
   E. 5%葡萄糖盐水
3. 判断结核病灶是否具有活动性的重要手段是
   A. 基因诊断
   B. 红细胞沉降率
   C. 胸部 X 线检查
   D. 结核分枝杆菌检查
   E. 免疫学检查
4. 诊断葡萄胎较好的辅助检查是
   A. 诊断性刮宫
   B. 腹部 X 线片
   C. B 超检查
   D. 基础体温测定
   E. 黄体酮试验
5. 下肢静脉曲张患者，禁忌做静脉高位结扎及剥脱术是由于
   A. 交通支瓣膜闭锁不全
   B. 浅静脉瓣膜闭锁不全
   C. 深静脉阻塞
   D. 小腿有色素沉着
   E. 小腿有慢性溃疡
6. 下列检查对诊断呼吸衰竭具有重要意义的是
   A. CT
   B. 心电图
   C. 动脉血气分析
   D. 血常规
   E. 心肌酶谱
7. 确诊心搏骤停的最简便的依据是
   A. 血压测不到

B. 瞳孔缩小

C. 面色发绀

D. 大动脉搏动消失

E. 心音消失

8. 治疗休克的基本措施是

A. 扩充血容量

B. 应用血管活性药

C. 纠正代谢紊乱

D. 增强心功能

E. 治疗原发病

9. 单纯腰椎间盘切除术后，下列健康指导不正确的是

A. 3 周后戴腰围下床活动

B. 术后当天练习直腿抬高

C. 出院后坚持腰背肌锻炼

D. 7 天后开始腰背肌锻炼

E. 术后避免卧硬板床

10. 能够治愈下肢静脉曲张的方法是

A. 多休息、抬高患肢

B. 硬化治疗

C. 手术治疗

D. 抗生素治疗

E. 戒烟

11. 哮喘发作的典型表现为

A. 进行性呼吸困难

B. 吸气性呼吸困难

C. 劳力性呼吸困难

D. 阵发性加剧的呼吸困难

E. 发作性呼气性呼吸困难

12. 老年甲状腺功能亢进症的患者不适用的检查是

A. 基础代谢率测定

B. 三碘甲腺原氨酸（T_3）抑制试验

C. 促甲状腺素测定

D. 甲状腺自身抗体测定

E. 血清总 T_3、甲状腺素（T_4）测定

13. 诊断为系统性红斑狼疮的特征性依据为

A. 苏木紫小体

B.“洋葱皮样”病变

C. 疣状心内膜炎

D. 狼疮性肾炎

E. 狼疮性肺炎

14. 脓性指头炎切开引流的最佳切口是

A. 掌面纵切口

B. 侧面纵切口

C. 侧面横切口

D. 掌面横切口

E. 鱼口形切口

15. 结核菌素试验有助于下列哪个疾病的诊断

A. 营养不良

B. 佝偻病

C. 糖尿病

D. 结核病

E. 肾脏病

16. 同时患有支气管哮喘的高血压患者不能使用下列哪种抗高血压药

A. 呋塞米

B. 阿替洛尔

C. 硝苯地平

D. 卡托普利

E. 哌唑嗪

17. 肝硬化合并腹水正确的治疗措施是

A. 进水量限制在 1500ml/d 左右

B. 食盐摄入量在 0.5~1.0g/d

C. 利尿治疗每天体重减轻不超过 0.5kg

为宜

D. 每次放腹水量在5000~7000ml

E. 服用利尿药时要及时补充氯化钠

18. 维生素D缺乏性手足搐搦症发生喉痉挛时，为防止窒息，下列措施错误的是

A. 立即吸氧

B. 将舌体轻轻拉出体外

C. 头后仰

D. 清理呼吸道分泌物

E. 必要时行气管插管

19. 诊断肾损伤最主要的方法是

A. 了解有无外伤后即出现血尿的病史

B. 摄尿路平片

C. 大剂量静脉尿路造影

D. B超检查

E. 放射性核素检查

20. 胸部X线片见双肺透亮度增加，提示

A. 肺气肿

B. 肺水肿

C. 肺炎

D. 肺结核

E. 支气管扩张症

21. 急性水肿型胰腺炎腹痛时常伴有

A. 血钙降低

B. 血糖升高

C. 血磷升高

D. 休克

E. 血清淀粉酶升高

22. 下列关于急性白血病的描述，错误的是

A. 儿童中急性粒细胞白血病多见

B. 中枢神经系统和睾丸是白血病髓外复发的常见部位

C. 脾及淋巴结肿大在急性淋巴细胞白血病患者多见

D. 急性淋巴细胞白血病化学治疗首选VP方案

E. 化学治疗过程分为诱导缓解及巩固强化2个阶段

23. 外科急腹症的特点是

A. 有停经和阴道流血史

B. 卧位休息后腹痛好转

C. 腹痛在前，发热、呕吐在后

D. 以呕吐、心悸为主要症状

E. 腹部压痛一般不明显

24. 针对破伤风梭菌的主动免疫方法是

A. 注射破伤风抗毒素

B. 尽早处理伤口

C. 使用破伤风免疫球蛋白

D. 应用抗生素

E. 注射破伤风类毒素

25. 判断甲状腺功能亢进症治疗效果的主要指标是

A. 情绪变化

B. 食欲变化

C. 体重变化

D. 甲状腺大小变化

E. 心率及脉压变化

26. 关于猩红热患者的饮食护理，下列说法不正确的是

A. 急性期可给予半流质饮食

B. 急性期需要无盐饮食

C. 急性期可给予流质饮食

D. 恢复期给予软食

E. 急性期给予营养丰富、易消化食物

27. 营养不良患儿皮下脂肪消耗的顺序是

A. 躯干→臀部→四肢→腹部→面颊

B. 四肢→躯干→臀部→面颊

C. 腹部→躯干→臀部→四肢→面颊

D. 面颊→腹部→四肢→躯干→臀部

E. 躯干→腹部→臀部→面颊

28. 下列关于系统性红斑狼疮患者的护理措施，不妥的是

A. 经常用清水洗脸

B. 忌用碱性肥皂

C. 避免使用损害肾脏的药物

D. 多食芹菜、香菜等绿叶蔬菜

E. 经常检查口腔和皮肤病情况

29. 休克患者在补充足够液体后，血压偏低，中心静脉压正常，应给予

A. 正性肌力药

B. 利尿药

C. 血管扩张药

D. 血管收缩药

E. 大量皮质激素

30. 低钾血症患者补钾时应遵守

A. 一般口服，严重患者必要时可静脉推注

B. 血清钾<4mmol/L 时应静脉补钾

C. 如血清钾恢复慢，应加大剂量，加快静脉滴注速度

D. 尿量要在 40ml/h 以上才允许静脉滴注补钾

E. 补钾 3 天应停止，以免发生高钾血症

31. 对诊断急性心肌梗死有意义的心肌标志物是

A. 谷丙转氨酶

B. 肌酸激酶

C. 淀粉酶

D. 转肽酶

E. 碱性磷酸酶

32. 水痘患儿应避免使用的药物是

A. 维生素 C

B. 糖皮质激素

C. 对乙酰氨基酚

D. 阿昔洛韦

E. 维生素 B_{12}

33. 对于急性肺水肿患者的护理，下列措施不妥的是

A. 氧气湿化瓶中加入乙醇溶液

B. 遵医嘱静脉注射毛花苷 C

C. 遵医嘱静脉注射氨茶碱

D. 持续低流量吸氧

E. 端坐位

34. 诊断癫痫的主要依据是

A. 体格检查

B. 颅脑 X 线

C. 颅脑 CT、MRI

D. 脑脊液检查

E. 病史和脑电图

35. 急性阑尾炎穿孔致局限性腹膜炎的手术治疗要点中，下列哪项错误

A. 注意保护切口，防止感染

B. 阑尾残端妥善处理，防止感染扩散

C. 大量盐水冲洗腹腔，防止感染扩散

D. 腹腔一般不放引流管

E. 缝合切口前，手术人员应用消毒液洗手

36. 排尿过程中突然尿流中断，疼痛剧烈，改变体位后又可排尿的是

A. 肾结石

B. 输尿管结石

C. 膀胱结石

D. 后尿道结石

E. 前尿道结石

37. 心肺脑复苏时，应用20%甘露醇的主要作用是

A. 防治脑水肿

B. 防治肺水肿

C. 防止失钠

D. 防止心力衰竭

E. 防止肾衰竭

38. 对恶性肿瘤早期治疗的首选方法是

A. 化学治疗

B. 放射疗

C. 根治性术

D. 姑息性手术

E. 扩大根治术

39. 体外冲击波碎石的禁忌证应除外

A. 妊娠

B. 过于肥胖，影响聚焦

C. 严重尿路感染

D. 结石远端尿路梗阻

E. 鹿角形结石

40. 肠瘘最常见的电解质紊乱类型是

A. 低钾血症、钠正常

B. 高钾血症、低钠血症

C. 高钾血症、高钠血症

D. 低钾血症、低钠血症

E. 低钾血症、高钠血症

41. 可用于食管癌普查筛选检查的简便易行的方法是

A. CT

B. MRI

C. 食管镜

D. 食管脱落细胞学检查

E. 上消化道钡餐造影检查

42. 确诊慢性胃炎最可靠的检查方法是

A. 活体组织检查

B. 上消化道钡餐造影检查

C. 纤维胃镜检查

D. 胃液分析

E. 血清学检查

43. 指导患者正确服用硝酸甘油以缓解心绞痛的方法是

A. 药物置于口中，立即用温开水送服

B. 观察头晕、血压升高的表现

C. 舌下含服药物时应平卧或坐稳，以防发生低血压

D. 药物在舌下被唾液溶解以减少吸收

E. 如果30分钟后不缓解，再服1片

44. 下列属于糖尿病急性并发症的是

A. 糖尿病性神经病

B. 动脉粥样硬化

C. 糖尿病性视网膜病变

D. 糖尿病酮症酸中毒

E. 糖尿病肾病

45. 现场心肺复苏操作的首要步骤是

A. 心前区叩击

B. 胸外心脏按压

C. 口对口人工呼吸

D. 按额托颈，保持呼吸道通畅

E. 心内注射

46. 梅毒的最主要传播途径是

A. 粪-口传播

B. 血液传播

C. 性行为传播

D. 飞沫传播

E. 虫媒传播

47. 治疗洋地黄中毒引起的室性期前收缩宜选用的药物是

A. 普罗帕酮

B. 普萘洛尔

C. 苯妥英钠

D. 维拉帕米

E. 利多卡因

48. 甲状腺功能亢进症、高热、心动过速患者术前不宜选用

A. 苯巴比妥钠

B. 吗啡

C. 阿托品

D. 地西泮

E. 哌替啶

49. 原发性肝癌普查常首选

A. CT

B. 甲胎蛋白（AFP）

C. MRI

D. 碱性磷酸酶（AKP）

E. B 超

50. 对颅盖骨折的诊断，首选的辅助检查是

A. 腰椎穿刺

B. 颅脑正电子发射层体摄影（PET）

C. 血常规

D. 颅脑 X 线检查

E. 颅脑超声检查

51. 中暑引起高热的首要治疗措施是

A. 治疗脑水肿

B. 纠正水、电解质紊乱

C. 抗休克

D. 吸氧

E. 降温

52. 下列诊断输卵管妊娠的辅助检查方法中，最简单可靠的是

A. 阴道后穹隆穿刺

B. B 超检查

C. 人绒毛膜促性腺激素（hCG）测定

D. 宫腔镜检查

E. 腹腔镜检查

53. 胸部 X 线检查时，肺门“舞蹈”征表现最明显的先天性心脏病是

A. 肺动脉狭窄

B. 法洛四联症

C. 动脉导管未闭

D. 房间隔缺损

E. 室间隔缺损

54. 皮肤白皙的贫血患者就诊，护士检查时最能反映贫血的部位是

A. 面颊皮肤及上腭黏膜

B. 手背皮肤及口腔黏膜

C. 耳郭皮肤

D. 颈部皮肤及舌面

E. 睑结膜、指甲、口唇

55. 关于肾盂肾炎治疗错误的是

A. 应用磺胺、氨基糖苷类抗生素需碱化尿液

B. 应用呋喃类抗生素需酸化尿液

C. 选用敏感药物

D. 应用解痉药，减轻排尿不适

E. 药物应用至症状消失，尿检阴性后停药

56. 不属于会阴擦洗的适应证的是

A. 会阴部手术后的患者

B. 腹部手术后留置尿管的患者

C. 阴道手术后的患者

D. 长期卧床的妇女

E. 剖宫产术后的患者

57. 铁剂治疗缺铁性贫血有效的早期指标是

A. 网织红细胞升高

B. 血清铁蛋白上升

C. 红细胞计数上升

D. 血红蛋白上升

E. 红细胞平均体积恢复正常

58. X线检查心影呈梨形提示

A. 心包积液

B. 三尖瓣关闭不全

C. 二尖瓣关闭不全

D. 二尖瓣狭窄

E. 主动脉瓣狭窄

59. 慢性肾小球肾炎患者给予低蛋白、低磷饮食的目的是

A. 控制高血压

B. 预防低钙血症

C. 预防高钠血症

D. 减轻肾小球内高压、高灌注及高滤过状态

E. 减轻肾性水肿

60. 患者，女，26岁，初产妇，孕1产0。平时月经规则，停经43天，阴道流血3天就诊。妇科检查：阴道少量血液，宫口关闭，子宫孕40天大小，人绒毛膜促性腺激素检测（+）。该患者的处理应首选

A. 立即行刮宫术

B. 镇静休息

C. 抗炎治疗

D. 做凝血功能检查

E. 注射缩宫素

61. 一新生儿出生后不久发现体重下降，其他一切正常，该新生儿体重下降的恢复时间一般是

A. 4天左右

B. 6天左右

C. 8天左右

D. 10天左右

E. 20天左右

62. 患者，男，52岁。肝硬化病史3年。因大量上消化道出血急诊入院，后并发肝性脑病，出血后3天未大便。应首选的治疗措施是

A. 清水灌肠

B. 25%硫酸镁导泻+乳果糖口服

C. 肥皂水灌肠

D. 口服番泻叶

E. 开塞露

63. 患者，男，31岁。睡地铺后突然畏寒、发热伴胸痛3天，咳大量铁锈色痰，胸部X线片见右中肺有大片炎性阴影。下列护理措施错误的是

A. 高热、寒战时可用暖水袋或电热毯等保暖，适当增加被褥

B. 气短时给予半卧位

C. 及时应用退热药，避免高热惊厥

D. 给予高蛋白质、高热量、高维生素、易消化的流质或半流质饮食

E. 每日饮水量在1500~2000ml

64. 患者，女。从分娩后第2天起，持续3天体温在37.8℃左右，子宫收缩好，无压痛，会阴伤口红肿、疼痛，恶露淡红色，无臭味，双乳软，无硬结。发热的原因最可能是

A. 会阴伤口感染

B. 乳腺炎

C. 产褥感染

D. 上呼吸道感染

E. 乳头皲裂

65. 产妇，妊娠 39 周分娩，在会阴左侧切开下顺产一活婴。胎盘胎膜娩出完整，产后 30 分钟阴道出血增多，测血压 90/60mmHg，P 90 次/分。宫底位于脐上 3 横指，子宫软，按压宫底排出血液及血块约 500ml。首要的处理原则是

A. 抗休克

B. 抗感染

C. 检查软产道

D. 加强子宫收缩

E. 清理宫腔

66. 患者，女，17 岁。前胸部被汽车撞伤，处于休克状态。经输液治疗后，病情很快好转，X 线检查示左侧第 9~10 肋骨骨折，2 天后又发生休克。该患者最可能的诊断是

A. 气胸

B. 肝破裂

C. 脾破裂

D. 胃破裂

E. 结肠破裂

67. 患者，女，40 岁。患支气管哮喘多年，今晨支气管哮喘急性发作，呼吸困难、发绀、大汗淋漓。下列哪种措施首选

A. 免疫疗法

B. β_2受体激动药吸入

C. 糖皮质激素静脉滴注

D. 氨茶碱口服

E. 青霉素肌内注射

68. 患者，男，58 岁。患冠状动脉粥样硬化性心脏病（冠心病）10 年，半个月来频繁发作心前区不适，含服硝酸甘油无效，疑诊为急性心肌梗死。最具诊断意义的检查是

A. 血常规

B. 尿常规

C. 红细胞沉降率

D. 超声检查

E. 心电图

69. 患者，男，67 岁。患慢性支气管炎并发阻塞性肺气肿 15 年。近日因受凉病情加重，发热，咳脓痰，严重呼吸困难，明显发绀，昼睡夜醒，球结膜充血水肿。此时首先应考虑其并发

A. 肺梗死

B. 肺性脑病

C. 自发性气胸

D. 急性肺部感染

E. 右心衰竭

70. 患者，男，28 岁。运动后突发左肾区刀割样疼痛，放射到左下腹，不能忍受，镜下血尿（++）。下一步首先考虑的辅助检查是

A. 排泄性尿路造影

B. 腹部 X 线检查

C. 放射性核素肾图

D. 尿生化检查

E. 逆行肾盂造影

71. 患者，女，56 岁。胆囊切除、胆总管探查、T 管引流术后第 10 天，前 1 天引流量约为 50ml，为正常胆汁，主诉无任何

不适。患者起床活动时不慎将 T 管拉出，下列处理方法正确的是

A. 加强观察，暂不处理

B. 重新置管

C. 紧急手术

D. 加用抗生素

E. 嘱患者卧床

72. 患者，女，29 岁。初孕妇，孕 34 周，近几周自觉腹部增大明显，无明显呼吸困难。查体时见腹部膨隆明显，触诊皮肤张力大，胎位不清，胎心音听不清。对该患者最重要的辅助检查方法是

A. 阴道检查

B. B 超

C. 肛门检查

D. 盆腔检查

E. 腹部 X 线检查

73. 患者，男，26 岁。右腹股沟疝 3 年，站立时明显，平卧后消失。下列检查方法最能明确诊断的是

A. 透光试验

B. 观察疝块外形

C. 观察疝块是否进入阴囊

D. 回纳疝块后压住疝环

E. 观察疝块活动度

74. 患者，女，36 岁。患风湿性心脏病 10 年，数分钟前突然晕倒，意识丧失，皮肤苍白，口唇发绀，大动脉搏动触不到，呼吸停止。患者可能出现了哪种情况

A. 脑栓塞

B. 急性左心衰竭

C. 癫痫大发作

D. 心搏骤停

E. 心律失常

75. 患者，男，58 岁。有肝硬化病史，突然出现神志恍惚，淡漠少言，口齿不清，嗜睡，昼睡夜醒。护士应警惕患者可能出现了

A. 肺性脑病

B. 肝性脑病

C. 呼吸衰竭

D. 肝癌

E. 急性胰腺炎

76. 患者，男，30 岁。5 天前被汽车撞伤左上腹，当时腹痛伴局部压痛。今日如厕时突然晕倒，面色苍白，脉细速。可能是

A. 肝破裂

B. 脾破裂

C. 胆囊穿孔

D. 肾破裂

E. 肠穿孔

77. 一重度营养不良患儿，因迁延性腹泻入院。晨起突发神志不清，面色苍白，出冷汗。应首先采取的措施为

A. 静脉注射毛花苷 C

B. 静脉注射洛贝林

C. 静脉注射高渗葡萄糖

D. 静脉注射葡萄糖酸钙

E. 静脉注射甘露醇

78. 患者，女，32 岁。病毒性肝炎患者，乙型肝炎 e 抗原（HBeAg）及乙型肝炎核心抗体（HBcAb）阳性，于昨日正常分娩一女婴，指导其母乳喂养时应注意的是

A. 适当进行母乳喂养
B. 不可以母乳喂养
C. 婴儿接受免疫后可以母乳喂养
D. 产妇接受免疫后可以母乳喂养
E. 婴儿和产妇同时接受免疫后可以母乳喂养

79. 某妇女，妊娠 8 个月。近来出现面色苍白，倦怠、乏力及心悸，伴有恶心。查体：心率 110 次/分，心律齐，肝、脾未触及，双下肢水肿。实验室检查：白细胞 $4.0\times10^{9}/L$，血红蛋白 50g/L，血清铁蛋白 8μg/L，平均细胞体积（MCV）70fl，平均红细胞血红蛋白浓度（MCHC）270g/L。下列哪项治疗措施对该患者最有利
A. 口服叶酸
B. 肌内注射维生素 B_{12}
C. 口服硫酸亚铁
D. 肌内注射右旋糖酐铁
E. 口服硫酸亚铁+维生素 C

80. 初产妇，妊娠 38 周。日常体力劳动时自觉疲劳、心悸和气短。检查：血压、脉搏、呼吸正常，叩诊心浊音界稍向左扩大，心尖部可闻及Ⅱ级柔和吹风样收缩期杂音，下肢轻微水肿。考虑该产妇最可能的诊断是
A. 妊娠合并贫血
B. 风湿性心脏病合并妊娠，心力衰竭
C. 正常妊娠改变
D. 心脏病合并妊娠，性质待查
E. 妊娠高血压性心脏病

81. 患者，女，40 岁。在心肺复苏过程中，心电图发现患者有心室颤动。应实施的措施为
A. 用利多卡因
B. 用阿托品
C. 除颤
D. 植入心脏起搏器
E. 用肾上腺素

82. 患儿，男，9 月龄。腹泻、呕吐 5 天，补液治疗后出现低血钾症状。护士遵医嘱补钾操作错误的是
A. 最好用输液泵控制输液速度
B. 见尿后再进行补钾
C. 输液速度不可过快
D. 静脉补钾的浓度不超过 0.3%
E. 必要时可将含钾液缓慢静脉推注

83. 患儿，女，2 岁，诊断为白血病。化学治疗过程中因口腔溃疡需做咽拭子培养，采集标本的部位应选
A. 口腔溃疡部
B. 两侧腭弓
C. 舌根部
D. 扁桃体
E. 咽部

84. 患者，女，25 岁。初次妊娠，孕 36 周，枕右前位，出现阴道流血，无子宫收缩，胎心率 136 次/分。最恰当的处理方法是
A. 期待疗法
B. 缩宫素静脉滴注引产
C. 立即行人工破膜
D. 立即静脉滴注有止血作用的药物
E. 行剖宫产术

85. 初产妇，30 岁。产后 5 天，下腹疼痛 3 天，发热 1 天。查体：恶露无异味，

子宫增大。既往有子宫肌瘤史。首先考虑是

A. 产褥感染

B. 急性乳腺炎

C. 尿路感染

D. 子宫肌瘤囊性变

E. 子宫肌瘤红色样变

86. 患者，男，70 岁。有原发性高血压病史近 18 年，1 天前突然出现左侧上肢活动受限，继而左侧下肢活动受限，意识清楚，无呕吐。检查示左侧半身感觉减退。该患者最可能的诊断是

A. 脑出血

B. 脑血栓形成

C. 癫痫

D. 蛛网膜下腔出血

E. 短暂性脑缺血发作

87. 患者，男，35 岁。外伤导致肠瘘，护士给予患者开始进食时的饮食是

A. 低脂、高蛋白、高糖、低渣

B. 低脂、适量蛋白、低糖、低渣

C. 高脂、高蛋白、高糖、低渣

D. 低脂、低蛋白、高糖、低渣

E. 低脂、适量蛋白、高糖、低渣

88. 患儿，女，10 月龄。平时睡眠不安、多汗，今晒太阳后突然出现全身抽搐 5~6 次，每次 1 分钟左右，抽搐间期活泼如常，体温 37.3℃。被诊断为维生素 D 缺乏引起的手足搐搦，补钙正确的方法是

A. 肌内注射

B. 皮下注射

C. 口服补钙

D. 缓慢静脉推注

E. 补维生素 D 后，再补钙

B1 型题

答 题 说 明

以下提供若干组考题，每组考题共同使用在考题前列出的 A、B、C、D、E 5 个备选答案。请从中选择 1 个与考题关系密切的答案，并在答题卡上将相应题号的相应字母所属的方框涂黑。每个备选答案可能被选择一次、多次或不被选择。

（89~90 题共用备选答案）

A. 解除肾绞痛

B. 酸化尿液，预防感染性结石

C. 用于尿石症患者保守治疗

D. 预防尿酸结石

E. 预防草酸结石

89. 服用别嘌呤醇的作用是

90. 服用氯化铵的作用是

（91~93 题共用备选答案）

A. 腹腔内多次手术

B. 饱食后剧烈运动

C. 肠蠕动异常

D. 习惯性便秘的老年人

E. 小儿肠道蛔虫病驱虫不当

91. 嵌顿疝多见于

92. 肠扭转多见于

93. 粘连性肠梗阻多见于

（94~95 题共用备选答案）

A. 肾上腺素

B. 阿托品

C. 利多卡因

D. 碳酸氢钠

E. 苯妥英钠

94. 复苏后患者出现癫痫用

95. 可使除颤效果更好的是

（96~97 题共用备选答案）

A. 仰卧位

B. 平卧位

C. 半坐位

D. 侧卧位

E. 头高足低位

96. 颅内压增高的颅脑外伤患者取

97. 颅内血肿术后患者取

（98~100 题共用备选答案）

A. 大细胞性贫血

B. 溶血性贫血

C. 正常细胞性贫血

D. 小细胞低色素性贫血

E. 小细胞正色素性贫血

98. 再生障碍性贫血常为

99. 缺铁性贫血常为

100. 巨幼细胞贫血为

参考答案

第二单元　相关专业知识

1. C　2. C　3. B　4. C　5. C　6. C
7. D　8. A　9. E　10. C　11. E　12. B
13. A　14. B　15. D　16. B　17. C
18. C　19. A　20. A　21. E　22. A
23. C　24. A　25. E　26. B　27. C
28. D　29. A　30. D　31. B　32. B
33. D　34. E　35. C　36. C　37. A
38. C　39. E　40. D　41. D　42. C
43. C　44. D　45. B　46. C　47. A
48. C　49. B　50. D　51. E　52. A
53. D　54. E　55. D　56. E　57. A
58. D　59. D　60. B　61. D　62. B
63. C　64. A　65. D　66. C　67. B
68. E　69. B　70. B　71. A　72. B
73. D　74. D　75. B　76. B　77. C
78. B　79. D　80. C　81. C　82. E
83. A　84. A　85. E　86. B　87. E
88. D　89. D　90. B　91. D　92. B
93. A　94. E　95. A　96. E　97. E
98. C　99. D　100. A

解　析

扫码查看
相关内容

203-3　　　　　　　　第三单元

全国护理学初级（师）资格考试
优选卷（一）

护理学初级（师）

（报考类别代码：203）

考试日期：20××年××月××日

考试时间：120 分钟

考生姓名：________

准考证号：________

中国协和医科大学出版社

北　京

第三单元
专 业 知 识

A1/A2 型题

答 题 说 明

以下每一道考题下面有 A、B、C、D、E 5 个备选答案。请从中选择 1 个最佳答案，并在答题卡上将相应题号的相应字母所属的方框涂黑。

1. 高血压脑出血最易发生在
   A. 基底节
   B. 中脑
   C. 脑桥
   D. 延髓
   E. 小脑
2. 经皮肤、黏膜吸收毒物而中毒的患者，下列清洗皮肤的措施，哪项有错误
   A. 用清水冲洗
   B. 有机磷农药中毒的患者，用肥皂水反复清洗
   C. 有机磷农药污染眼时，用 2%碳酸氢钠溶液冲洗
   D. 用乙醇擦洗
   E. 用生理盐水冲洗
3. 护理心源性水肿患者，不正确的方法是
   A. 每日测体重、腹围 1 次
   B. 给予低钠、高蛋白、少产气食物
   C. 每日进液量控制在 500ml 左右
   D. 下肢水肿时应抬高下肢
   E. 输液时滴速一般为 20~30 滴/分
4. 儿童计划免疫过程中，接种方法为口服的是
   A. 卡介苗
   B. 脊髓灰质炎减毒活疫苗
   C. 麻疹、腮腺炎和风疹联合病毒活疫苗
   D. 乙肝疫苗
   E. 百白破混合疫苗
5. 关于慢性髓细胞性白血病的叙述，错误的是
   A. 大多由急性白血病转化而来
   B. 慢性髓细胞性白血病急变期大多预后不良
   C. 临床主要表现为脾明显增大
   D. 国内慢性白血病中以慢性髓细胞性白血病最多见
   E. 根据自然病程可分为慢性期、加速期和急变期
6. 水痘的皮疹一般首发于
   A. 颈后
   B. 躯干
   C. 四肢
   D. 面部
   E. 手足

7. 肝脏逐渐增大，质地坚硬如石，有结节，最常见于

A. 肝淤血

B. 慢性肝炎

C. 肝癌

D. 脂肪肝

E. 急性肝炎

8. 下列不属于维生素 D 缺乏性佝偻病病因的是

A. 生长过快

B. 维生素 D 摄入不足

C. 日光照射不足

D. 遗传因素

E. 慢性呼吸道感染

9. 心绞痛与急性心肌梗死心前区痛的区别之一是

A. 前者疼痛程度更重

B. 前者含服硝酸甘油有效

C. 前者更持久

D. 前者无诱因

E. 前者伴高血压

10. 护士指导腰椎间盘突出症患者在手术后早期即进行直腿抬高练习，其目的是预防

A. 神经根粘连

B. 血肿形成

C. 骨质疏松

D. 伤口感染

E. 肌肉萎缩

11. 备皮范围原则上应超出切口四周的距离为

A. 5cm

B. 8cm

C. 10cm

D. 15cm

E. 20cm

12. 下列关于肿瘤化学治疗的护理，叙述不正确的是

A. 药液必须新鲜配制

B. 药液不可溢出静脉外

C. 若出现药液外渗，应立即热敷

D. 每周检查白细胞和血小板计数

E. 用后的注射器和空药瓶应单独处理

13. 营养不良患儿最早的症状是

A. 体重不增

B. 皮下脂肪减少

C. 肌肉松弛

D. 体型矮小

E. 水肿

14. 关于肺炎链球菌肺炎的临床表现，下列说法错误的是

A. 可出现发绀与口周疱疹

B. 咳痰呈红棕色胶冻状

C. 严重者可出现昏迷

D. 常见突发的寒战、发热、咳嗽、咳痰

E. 可出现恶心、呕吐、腹胀

15. 下列不属于骨折早期并发症的是

A. 休克

B. 神经损伤

C. 脂肪栓塞

D. 关节僵硬

E. 血管损伤

16. 三腔双囊管压迫止血过程中患者突然窒息可考虑为

A. 食管气囊充气过量

B. 牵引过度

C. 胃部气囊滑过贲门进入食管，阻塞

咽喉
D. 喉水肿
E. 血液反流进入气管

17. 乳腺癌发生的常见部位是
A. 乳头及乳晕区
B. 乳房外上象限
C. 乳房外下象限
D. 乳房内上象限
E. 乳房内下象限

18. 开放性气胸急救的首要措施是
A. 立即清创
B. 应用抗生素
C. 吸氧
D. 封闭胸壁伤口
E. 镇静、镇痛

19. 张力性气胸最主要的病理生理变化是
A. 反常呼吸运动
B. 纵隔摆动
C. 进行性患侧肺萎缩
D. 呼吸无效腔增加
E. 血氧分压下降

20. 输尿管结石血尿常发生在
A. 早晨第1次尿
B. 卧床休息时
C. 绞痛后
D. 夜尿
E. 导尿时

21. 肝硬化患者出现血性腹水，应首先考虑可能合并
A. 结核性腹膜炎
B. 原发性腹膜炎
C. 肝肾综合征
D. 门静脉血栓形成
E. 肝硬化癌变

22. 肘关节脱位的特点是
A. 肘部屈曲固定
B. 肘部伸直固定
C. 肘后三角关系正常
D. 肘后三角关系失常
E. 肘部伸直障碍

23. 下列不符合溃疡性结肠炎患者排便特点的是
A. 大便情况可反映病情的轻重
B. 排便后腹痛可缓解
C. 腹泻、便秘交替，以便秘为主
D. 黏液脓血便
E. 伴里急后重感

24. 下列关于诊断性刮宫术的护理要点，描述正确的是
A. 术前3天禁止性生活
B. 注意观察休克、子宫穿孔、感染等并发症
C. 刮出组织后立即进行固定保存
D. 术后禁止性生活和盆浴1周
E. 2周后复查

25. 不孕症妇女应用促排卵药物，首选的是
A. 尿促性素
B. 绒促性素
C. 戈那瑞林
D. 溴隐亭
E. 氯米芬

26. 闭合性气胸无明显症状，说明肺萎陷在
A. 15%以下
B. 30%以下
C. 45%以下
D. 60%以下
E. 75%以下

27. 不符合心源性水肿的是

A. 水肿从眼睑开始
B. 水肿呈凹陷性
C. 体循环淤血导致水肿
D. 水肿部位易发生溃烂
E. 摄入钠盐过多可加重水肿

28. 预防风湿性心脏瓣膜病的根本措施是
A. 长期服用具有抗风湿作用的药物
B. 积极防治链球菌感染
C. 防止复发，卧床休息
D. 增加营养，避免过劳
E. 居室要防寒、避湿

29. 化学治疗前应准确测量体重，其目的是
A. 精确计算化学治疗药物的剂量
B. 精确计算补液量
C. 精确计算患者饮食需要量
D. 了解化学治疗效果
E. 了解患者的营养状况

30. 关于防治子宫破裂，下列处理措施不正确的是
A. 做好计划生育工作
B. 先兆子宫破裂在严密监护下阴道分娩
C. 加强产前检查，及时纠正胎位异常
D. 先兆子宫破裂首先抑制子宫收缩
E. 已破裂者在纠正休克的同时进行手术

31. 对进行胃镜检查的患者，下列哪项护理措施不正确
A. 检查前禁食 8 小时
B. 检查前半小时给予阿托品皮下注射
C. 检查前协助患者摘除义齿
D. 检查后无须禁食，可进少量流食
E. 告诉患者检查后出现的咽部不适会自行消失

32. 全身麻醉后苏醒期气管插管、拔管的条件不正确的是
A. 意识、肌力恢复
B. 氧饱和度达 80% 即可
C. 自主呼吸恢复
D. 咽喉反射恢复
E. 鼻腔口腔，气管内无分泌物

33. 下列护理措施中，最不适用于慢性支气管炎缓解期的是
A. 口服抗生素预防感染
B. 应用平喘药物
C. 间断吸氧
D. 增强体质，进行缩唇腹式呼吸
E. 使用祛痰药物

34. 下列哪项不符合慢性支气管炎咳痰特点
A. 多为白色黏痰
B. 急性发作期可出现黏液脓痰
C. 可为浆液泡沫痰
D. 夜间痰量较多
E. 偶有痰中带血

35. 诊断颅内压升高的主要依据是
A. 头痛
B. 呕吐
C. 视神经盘水肿
D. 瞳孔变化
E. 意识改变

36. 慢性肾炎患者饮食应注意的是
A. 高蛋白
B. 优质低蛋白
C. 低脂
D. 高碳水化合物
E. 低糖

37. 癫痫大发作时，错误的护理措施是
A. 使患者躺下，侧卧位

B. 松解领口、腰带

C. 不可喂水

D. 牙垫塞入上、下牙之间

E. 不能强力按压肢体

38. 关于甲状腺功能亢进症的临床表现，错误的是

A. 食欲亢进

B. 脉压减小

C. 突眼征

D. 甲状腺肿大

E. 心率增快

39. 用胎头吸引术助产时，全部牵引时间不宜超过

A. 5 分钟

B. 10 分钟

C. 15 分钟

D. 20 分钟

E. 25 分钟

40. 一侧脑神经下运动神经元瘫痪，以及对侧肢体上运动神经元瘫痪，称为

A. 偏瘫

B. 四肢瘫

C. 单瘫

D. 交叉性瘫痪

E. 截瘫

41. 下列不属于脑疝前驱症状的是

A. 体温升高

B. 频繁呕吐

C. 烦躁不安

D. 脉搏减慢

E. 呼吸慢而深

42. 关于肝性脑病患者饮食护理的叙述，正确的是

A. 每日总热量以脂肪为主

B. 血氨偏高者限制蛋白质摄入

C. 病情好转后主要选择动物蛋白

D. 应控制饮食中维生素 C 的摄入

E. 每日饮水量不少于 2000ml

43. 产后恶露含大量白细胞、坏死蜕膜组织、表皮细胞及细菌属于

A. 血性恶露

B. 浆液恶露

C. 白色恶露

D. 红色恶露

E. 黏液恶露

44. 慢性肾衰竭患者皮肤瘙痒的原因是

A. 久不洗浴

B. 尿素及钙盐刺激

C. 皮肤发炎

D. 汗液盐多刺激

E. 末梢神经炎

45. 肾性水肿易出现于

A. 眼睑、颜面

B. 胸腔、腹腔

C. 胫前、足踝

D. 背部、骶部

E. 阴囊、会阴

46. 患者，女，24 岁，初孕妇。末次月经为 2017 年 5 月 8 日，预产期是

A. 2018 年 2 月 16 日

B. 2018 年 4 月 15 日

C. 2018 年 2 月 15 日

D. 2018 年 5 月 15 日

E. 2018 年 6 月 18 日

47. 糖尿病酮症酸中毒患者在静脉应用胰岛素治疗时，应首先根据下列哪项指标来调整胰岛素用量

A. 糖化血红蛋白

B. 尿酮体

C. 血酮体

D. 血糖

E. 血尿素氮

48. 某人因长期咳嗽伴脓痰于近日发生下肢水肿。查体：桶状胸，颈静脉怒张，肝大，肝颈静脉回流征（+）。考虑为

A. 慢性支气管炎

B. 慢性阻塞性肺气肿

C. 支气管扩张症

D. 慢性肺源性心脏病合并右心衰竭

E. 肝炎

49. 患者，男，65 岁。肝癌肝叶切除术后第 1 天，患者感腹痛、心悸、气促、出冷汗，血压 85/60mmHg。首先应考虑

A. 胆汁性腹膜炎

B. 肠梗阻

C. 肝断面出血

D. 膈下脓肿

E. 阑尾炎

50. 患者，女，30 岁。有胃溃疡病史 3 年，经正规治疗并规律用药后仍发作。在进行入院评估时，护士发现其饮食极不规律，钟爱刺激性饮食，经常应酬饮酒。对该患者进行健康教育的重点是

A. 按时服药

B. 癌变的可能性

C. 合理饮食的重要性

D. 胃溃疡的发病机制

E. 学会排解压力

51. 某孕妇，28 岁。孕 1 产 0。常规产前检查时，护士教其监测胎动，并告知胎动正常值，其正确的胎动次数为

A. 每小时 10 次

B. 每小时 1~2 次

C. 每 12 小时少于 10 次

D. 每小时 3~5 次

E. 每 12 小时 3~5 次

52. 患者，女，28 岁。侧切分娩一女婴，体重 4200g，3 分钟后突然出现烦躁不安、寒战、恶心、呕吐，继而出现呛咳，呼吸困难，心率 140 次/分，很快进入昏迷状态。考虑出现的并发症是

A. 胎膜早破

B. 产后出血

C. 失血性休克

D. 羊水栓塞

E. 弥散性血管内凝血（DIC）

53. 患儿，女，4 岁。面色苍白。辅助检查：血红蛋白（Hb）80g/L，血清铁蛋白减少。诊断为小细胞低色素性贫血。对该患儿应用铁剂治疗，做法错误的是

A. 从小剂量开始，逐渐增加至全量

B. 可与稀盐酸和维生素 C 同服

C. 服用铁剂时可用吸管服药避免牙齿被染黑

D. 肌内注射应位于深部肌肉

E. 避免刺激肠胃，可以饮用牛奶保护胃黏膜

54. 患者，女，28 岁。妊娠晚期，如果她较长时间取仰卧姿势，则易发生

A. 妊娠高血压

B. 前置胎盘

C. 胎膜早破

D. 仰卧位低血压综合征

E. 产后出血

55. 患者，男，32 岁。既往有胃病史。近 1 周来常感上腹部不适，4 小时前突发

上腹部剧烈疼痛，伴有恶心、呕吐。查体：腹部压痛，肌紧张，肝浊音界缩小。X线检查可见膈下游离气体。该患者最可能的诊断是

A. 急性阑尾炎穿孔

B. 胆囊炎穿孔

C. 消化性溃疡穿孔

D. 急性胰腺炎

E. 急性肠梗阻

56. 患儿，男，3岁。腹泻6天，近日有惊厥、抽搐表现，经补钙治疗后症状仍不好转。应考虑该患儿最可能并发

A. 低钾血症

B. 高钾血症

C. 低镁血症

D. 代谢酸中毒

E. 代谢性碱中毒

57. 患者，女，28岁，孕36周。因抽搐数次急诊入院。查体：眼球固定，瞳孔散大，牙关紧闭，双手紧握，血压170/120mmHg。应考虑为

A. 子痫前期

B. 子痫

C. 癫痫

D. 妊娠水肿

E. 妊娠高血压

58. 患者，男，42岁。炎热夏天，高温下在外连续工作，出现剧烈头痛、头晕、视物模糊、耳鸣，体温不高，考虑为热射病，来急诊就诊。护士首先应采取

A. 头部用冰袋或冷水湿敷

B. 吸氧

C. 测量血压

D. 心电监护

E. 安慰患者

59. 患者，男，65岁。腹股沟斜疝术后1周，恢复顺利。出院指导中最重要的是

A. 注意休息，逐渐增加活动量

B. 3个月内应避免重体力劳动

C. 注意保暖，防止感冒而引起咳嗽

D. 保持排便通畅

E. 多食高蛋白、高纤维食物

60. 患儿，2岁。体格发育落后，生后易患肺炎。查体：脉压增宽，下半身青紫较上身明显。胸部X线检查：肺淤血，左心房、左心室增大。最可能的先天性心脏病是

A. 房间隔缺损

B. 室间隔缺损

C. 动脉导管未闭

D. 法洛四联症

E. 肺动脉狭窄

61. 孕妇，28岁。长时间仰卧发生仰卧位低血压综合征，为预防发生此症状，孕妇休息时应取

A. 仰卧位

B. 左侧卧位

C. 右侧卧位

D. 半卧位

E. 侧俯卧位

62. 患者，男，40岁。右肾多发结石，疼痛难忍，下列药物不能给该患者镇痛的是

A. 哌替啶

B. 山莨菪碱

C. 阿托品

D. 黄体酮

E. 硝酸甘油

63. 患者，女，37岁。产后15天左右家人发现患者注意力不集中，不喜欢说话，偶尔会自言自语说自己没有照顾好孩子，一直在孩子身边守候，担心孩子受到伤害。根据家人描述，首先考虑患者是

A. 产后沮丧
B. 产后精神病
C. 产后抑郁
D. 产后精神紧张
E. 产后正常时期

64. 患者，女，32岁。患系统性红斑狼疮7年，一直服用药物治疗，最近主诉视力下降。可能因为服用了

A. 阿司匹林
B. 吲哚美辛
C. 具有抗疟疾作用的药物
D. 布洛芬
E. 地塞米松

65. 患者，女，16岁。平素体健，学校体检时心率80次/分，心律齐，心尖区闻及舒张期隆隆样杂音，心界增大不明显。下列哪项处理较适宜

A. 卧床休息
B. 应用洋地黄
C. 口服利尿药
D. 避免重体力劳动，预防感染
E. 活动如常

66. 患者，女，61岁。因突然出现心悸、气促，咳粉红色泡沫痰急诊。查体：血压195/90mmHg，心率136次/分。护士应首先备好的药物是

A. 毛花苷C，硝酸甘油，肾上腺素
B. 硝普钠，毛花苷C，呋塞米
C. 利多卡因，酚妥拉明，毛花苷C
D. 毒毛花苷K，硝普钠，普萘洛尔
E. 硝酸甘油，毛花苷C，多巴酚丁胺

67. 患者，女，67岁。有肺心病病史20年，此次因2周前受凉后，出现咳嗽、咳黄脓痰、呼吸困难加重，下肢水肿。经过积极抗感染、吸氧等治疗后，效果不佳，仍有下肢水肿，需要增加洋地黄类药物治疗。该患者使用洋地黄类药物的原则是

A. 缓慢、大剂量
B. 缓慢、中剂量
C. 缓慢、小剂量
D. 快速、大剂量
E. 快速、小剂量

68. 患者，女，49岁。因肺癌接受化学治疗，护士静脉推注多柔比星20mg+生理盐水20ml时，不慎将药液漏至血管外。以下哪项处理错误

A. 停止注射，拔出针头
B. 支托痛处
C. 普鲁卡因注入局部皮下
D. 局部热敷
E. 氢化可的松油膏外敷

69. 患儿，男，9月龄。因发热、呕吐、惊厥来诊，确诊为化脓性脑膜炎。符合该患儿脑脊液改变的是

A. 细胞数降低
B. 蛋白升高
C. 糖升高
D. 氯化物升高
E. 压力降低

70. 患者，女，24岁，妊娠24周。近来头晕、乏力显著，面色苍白，来院就诊。

检查：血红蛋白（Hb）50g/L，白细胞（WBC）4.2×10^9/L，血小板（PLT）120×10^9/L。其主要护理问题是

A. 有感染的危险

B. 有脑出血的危险

C. 有受伤的危险

D. 气体交换受损

E. 体液不足

71. 某非胰岛素依赖型糖尿病患者，体态肥胖，“三多一少”症状不太明显，血糖偏高。长期采用饮食控制、休息、口服降糖药控制血糖，但血糖仍高。对此下列哪项处理最恰当

A. 改用胰岛素治疗

B. 增加运动疗法

C. 加大降糖药剂量

D. 用抗生素控制感染

E. 住院进一步待查

72. 患儿，男，7岁。6小时前从货车上跌下，伤后即有呼吸困难，并逐渐加重。入院查体：脉搏130次/分，血压80/50mmHg，呼吸22次/分，颜面发绀，吸气性呼吸困难，颈上胸部有皮下气肿，气管向左移位，右侧呼吸音消失。其诊断首先考虑为

A. 多根多处肋骨骨折

B. 血胸

C. 心包积血

D. 开放性气胸

E. 张力性气胸

73. 患者，女，49岁。少许接触性出血3个月。妇科检查：宫颈重度糜烂样改变，宫体前位，大小正常，宫旁浸润达盆壁，活检报告为鳞癌Ⅲ期。最恰当的治疗是

A. 子宫全切术

B. 扩大性子宫全切术

C. 广泛子宫全切术+盆腔淋巴结清扫术

D. 放射治疗

E. 扩大性子宫切除术+盆腔淋巴结清扫术

A3/A4 型题

答 题 说 明

以下提供若干个案例，每个案例下设若干个考题。请根据各考题题干所提供的信息，在每题下面的A、B、C、D、E 5个备选答案中选择1个最佳答案，并在答题卡上将相应题号的相应字母所属的方框涂黑。

（74~75题共用题干）

患者，女，55岁。处于慢性肺源性心脏病心功能失代偿期，经一段时间治疗后仍有中度水肿，血钾为2.5mmol/L。

74. 若该患者出现二氧化碳潴留，下列哪一项表现最有判断价值

A. 发绀

B. 颈静脉怒张

C. 心率加快

D. 球结膜充血水肿

E. 反应迟钝

75. 利尿药宜选用

A. 氢氯噻嗪

B. 乙酰唑胺

C. 氨苯蝶啶

D. 呋塞米

E. 依他尼酸

（76~78 题共用题干）

初产妇，妊娠 29 周。今日产前检查时发现血压 145/95mmHg，尿蛋白（-）。

76. 该患者的诊断为

A. 妊娠高血压

B. 子痫前期

C. 子痫

D. 慢性高血压并发子痫前期

E. 妊娠合并慢性高血压

77. 再次复查时结果同前，此时最恰当的处理是

A. 不需要处理

B. 左侧卧位休息

C. 静脉滴注缩宫素

D. 静脉注射冬眠合剂

E. 口服利尿药

78. 经过处理，孕妇血压降至正常，妊娠晚期最恰当的措施是

A. 密切观察血压变化

B. 加强锻炼

C. 限制液体摄入

D. 定期监测胎心

E. 定期进行 B 超检查

（79~81 题共用题干）

患者，男，46 岁。手指被铁钉刺伤后数天出现头晕、头痛、烦躁不安、打呵欠等症状，体温 38.8℃，血压 145/100mmHg。

79. 此时考虑患者可能出现

A. 脓性指头炎

B. 破伤风

C. 甲沟炎

D. 急性化脓性腱鞘炎

E. 急性化脓性滑膜炎

80. 该病的主要致病菌为

A. 金黄色葡萄球菌

B. 大肠埃希菌

C. 破伤风梭菌

D. 克雷伯菌

E. 白念珠菌

81. 该病最初受影响的肌群为

A. 咀嚼肌

B. 面肌

C. 腓肠肌

D. 膈肌

E. 肋间肌

（82~83 题共用题干）

患者，男，32 岁，电工。操作时不慎触电，心搏、呼吸骤停来院急诊，迅速行心肺复苏。

82. 胸外心脏按压的部位是

A. 胸骨柄

B. 胸骨上段

C. 胸骨中段

D. 胸骨下半部

E. 胸骨剑突

83. 心肺复苏时，使按压部位下陷

A. 2~3cm

B. 4~5cm

C. 5~6cm

D. 6~7cm

E. 7~8cm

（84～86 题共用题干）

患者，男，40 岁。2 小时前吃完午饭后打篮球时出现腹部剧烈疼痛，呈持续性，腹胀，呕吐宿食，含少量血性液体，口渴，烦躁不安。查体：中腹部可触及压痛包块，移动性浊音阳性，肠鸣音减弱。血常规：WBC 15.4×10^9/L。发病以来未排便、排气。

84. 根据病情，应考虑该患者出现了
   A. 急性水肿性胰腺炎
   B. 肠扭转
   C. 胆囊结石
   D. 肠结核
   E. 输尿管结石

85. 最恰当的处理是
   A. 禁食、胃肠减压
   B. 低压灌肠
   C. 口服液状石蜡
   D. 手术探查
   E. 抗休克

86. 该患者目前主要的护理问题是
   A. 排便困难
   B. 活动无耐力
   C. 皮肤完整性受损
   D. 个人应对无效
   E. 体液不足

（87～88 题共用题干）

患儿，男，4 岁。生长落后，活动后气促。查体：胸骨左缘第 2、3 肋间有Ⅱ、Ⅲ级收缩期喷射性杂音，肺动脉瓣听诊区第二心音（P_2）亢进。X 线检查提示右心房、右心室扩大。

87. 该患者最可能的诊断是
   A. 房间隔缺损
   B. 动脉导管未闭
   C. 室间隔缺损
   D. 法洛四联症
   E. 肺动脉狭窄

88. 目前最佳的治疗方案是
   A. 口服卡托普利
   B. 随访观察
   C. 防治感染
   D. 手术修补
   E. 口服吲哚美辛

B1 型题

答 题 说 明

以下提供若干组考题，每组考题共同使用在考题前列出的 A、B、C、D、E 5 个备选答案。请从中选择 1 个与考题关系密切的答案，并在答题卡上将相应题号的相应字母所属的方框涂黑。每个备选答案可能被选择一次、多次或不被选择。

（89～91 题共用备选答案）

   A. X 线片可见蒂状、鹿角状或血丘状骨性凸起
   B. X 线片可见“日光射线”现象
   C. X 线片可见 Codman 三角
   D. X 线片可见葱皮状骨膜反应

E. X线片可见肥皂泡样骨质破坏阴影

89. 骨软骨瘤

90. 骨巨细胞瘤

91. 尤因肉瘤

（92~93题共用备选答案）

A. 上臂三角肌

B. 上臂外侧三角肌下缘附着处

C. 正中静脉

D. 贵要静脉

E. 头静脉

92. 乙肝疫苗的接种部位为

93. 麻疹-风疹二价疫苗的接种部位为

（94~95题共用备选答案）

A. 单纯疱疹病毒

B. 金黄色葡萄球菌

C. 轮状病毒

D. 白念珠菌

E. 空肠弯曲菌

94. 疱疹性口炎的病原体是

95. 引起婴儿秋季腹泻常见的病原体是

（96~98题共用备选答案）

A.“熊猫眼”征

B. 乳突部、咽后壁瘀斑

C. 眩晕

D. 乳突区“Battle”征

E. 耳鸣

96. 颅前窝骨折可出现

97. 颅中窝骨折可出现

98. 颅后窝骨折可出现

（99~100题共用备选答案）

A. 餐后半小时开始上腹痛，下餐前缓解

B. 餐后立即脐周及右下腰痛，排便缓解

C. 饱餐后出现上腹痛，剧烈持续

D. 空腹和夜间出现上腹痛，进餐后缓解

E. 进餐后立即上腹痛，逐渐缓解

99. 十二指肠溃疡的疼痛特点多为

100. 急性胰腺炎的疼痛特点多为

参考答案

第三单元　专业知识

1. A　2. D　3. C　4. B　5. A　6. B
7. C　8. D　9. B　10. A　11. D　12. C
13. A　14. B　15. D　16. C　17. B
18. D　19. C　20. C　21. E　22. D
23. C　24. B　25. E　26. B　27. A
28. B　29. A　30. B　31. D　32. B
33. A　34. D　35. C　36. B　37. D
38. B　39. D　40. D　41. A　42. B
43. C　44. B　45. A　46. C　47. D
48. D　49. C　50. C　51. D　52. D
53. E　54. D　55. C　56. C　57. B
58. A　59. B　60. C　61. B　62. E
63. C　64. C　65. D　66. B　67. E
68. D　69. B　70. C　71. B　72. E
73. D　74. D　75. C　76. A　77. B
78. A　79. B　80. C　81. A　82. D
83. C　84. B　85. D　86. E　87. A
88. D　89. A　90. E　91. D　92. A
93. B　94. A　95. C　96. A　97. D
98. B　99. D　100. C

解　析

扫码查看
相关内容

203-4 第四单元

全国护理学初级（师）资格考试
优选卷（一）

护理学初级（师）

（报考类别代码：203）

考试日期：20××年××月××日

考试时间：120 分钟

考生姓名：________

准考证号：________

中国协和医科大学出版社
北 京

第四单元
专业实践能力

A1/A2 型题

答 题 说 明

以下每一道考题下面有 A、B、C、D、E 5 个备选答案。请从中选择 1 个最佳答案，并在答题卡上将相应题号的相应字母所属的方框涂黑。

1. 心在五行中属于
   A. 木
   B. 火
   C. 土
   D. 金
   E. 水
2. 含有优质蛋白质的食物是
   A. 馒头
   B. 豆腐
   C. 土豆
   D. 苹果
   E. 南瓜
3. 治疗有机磷农药中度中毒，可使用的解毒药物是
   A. 亚甲蓝
   B. 碘解磷定
   C. 纳洛酮
   D. 硫代硫酸钠
   E. 亚硝酸钠
4. 铺无菌盘的操作方法正确的是
   A. 用手取出无菌治疗巾后将剩余无菌治疗巾包好注明开包日期时间
   B. 操作者的双手不可触及无菌治疗巾的内面
   C. 折叠无菌治疗巾上层呈扇形开口边缘向内放入无菌物品
   D. 双手捏住无菌治疗巾上层两角内外面下拉覆盖无菌物品
   E. 铺好的无菌盘 12 小时内有效并注明铺盘日期时间
5. 属于罗伊适应模式内容涉及的五个要素的是
   A. 护理诊断
   B. 护理评估
   C. 护理计划
   D. 护理活动
   E. 护理程序
6. 护理血液病伴高热的患者，护理措施不当的是
   A. 温水擦浴
   B. 多饮水
   C. 输液

D. 监测体温

E. 乙醇擦浴

7. 乙醇擦浴的溶液浓度是

A. 45%~50%

B. 70%~75%

C. 25%~35%

D. 95%

E. 10%~20%

8. 为男性患者规范导尿时，若尿管插入受阻是因为

A. 导尿管型号过大

B. 导尿管过细，太软

C. 插管方向错误

D. 操作者用力过猛

E. 尿道括约肌紧张产生阻力

9. “临睡前”给药的外文缩写是

A. hs

B. qh

C. qn

D. prn

E. 12mn

10. 下列不是必需氨基酸的是

A. 亮氨酸

B. 色氨酸

C. 赖氨酸

D. 缬氨酸

E. 门冬氨酸

11. 发生青霉素过敏性休克时，先使患者平卧的目的是

A. 防止发生创伤

B. 有利于脑部血液循环

C. 缓解呼吸困难

D. 方便抢救

E. 方便观察荨麻疹

12. 在临床死亡期，延髓处于

A. 极度兴奋状态

B. 去大脑强直状态

C. 去皮质状态

D. 极度抑制状态

E. 兴奋与抑制交替状态

13. 有关超声雾化吸入的目的，不正确的叙述是

A. 控制呼吸道感染

B. 稀释痰液，帮助祛痰

C. 降低神经细胞兴奋性

D. 减轻呼吸道黏膜水肿

E. 解除支气管痉挛

14. 下列对沟通形式的认识中，正确的是

A. 沟通的形式有语言性沟通和非语言性沟通两种形式

B. 沟通的形式有口头沟通和书面沟通两种形式

C. 沟通的形式有书面沟通和非语言性沟通两种形式

D. 沟通的形式有口头沟通和非语言性沟通两种形式

E. 沟通的形式有语言性沟通和书面沟通两种形式

15. 以下内容不属于医院任务的是

A. 医疗

B. 教学

C. 科研

D. 救灾抢险

E. 疾病普查工作

16. 输液引起肺水肿的典型症状是

A. 发绀、胸闷

B. 心悸、烦躁不安

C. 胸痛、咳嗽

D. 呼吸困难、咳粉红色泡沫样痰

E. 面色苍白、血压下降

17. 一患者正在行氧气疗法，其流量表指示流量为 4L/min，该患者的吸入氧浓度是

A. 21%

B. 26%

C. 49%

D. 37%

E. 41%

18. 不属于社区卫生服务特点的是

A. 针对性

B. 综合性

C. 连续性

D. 广泛性

E. 实用性

19. 某患者昏迷 15 天，下列护理措施不妥的是

A. 给予一级护理

B. 使用生理盐水定时漱口

C. 使用床栏，防止坠床

D. 留置导尿管，记录尿量

E. 给予管饲饮食

20. 经气管内吸痰一次吸引时间不宜超过 15 秒，其主要原因是

A. 吸痰器工作时间过长易损坏

B. 吸痰管通过痰液过多易阻塞

C. 引起患者刺激性呛咳造成不适

D. 引起患者缺氧致发绀

E. 吸痰用托盘暴露时间过久造成细菌感染

21. 罗伊适应模式对 4 个护理学基本概念的阐述，正确的是

A. 健康是一种完整的适应状态

B. 人在适应环境变化时无须付出能量

C. 护理的目标是促进人在生理功能上的适应

D. 人是一个适应系统，具有生物、心理和社会属性

E. 人是通过生理调节维持身体平衡而达到适应

22. 引起患者不舒适的最高表现形式是

A. 烦躁不安

B. 睡眠不佳

C. 萎靡

D. 疼痛

E. 疲乏

23. 临床上进行尸体护理的依据是

A. 医师作出死亡诊断后

B. 呼吸停止

C. 各种反射消失

D. 心搏停止

E. 意识丧失

24. 下列概念哪项是错误的

A. 污染区指病室、患者厕所、浴室及污物处置室

B. 医护办公室、消毒室、走廊属于半污染区

C. 清洁区指医护办公室、走廊

D. 医护值班室、更衣室、配膳室、库房属于清洁区

E. 传染病房分为清洁区、半污染区、污染区

25. 下列需要疏导患者情志的是

A. 肝气郁结证
B. 脾气下陷证
C. 肝血亏虚证
D. 心脾两虚证
E. 脾不统血证

26. 阑尾切除术中急需一把阑尾拉钩，此器械宜采用的灭菌方法是
A. 环氧乙烷熏蒸法
B. 紫外线照射法
C. 煮沸法
D. 乳酸熏蒸法
E. 戊二醛浸泡法

27. 可安置在一个病室进行床边隔离的疾病是
A. 流行性脑脊髓膜炎与细菌性痢疾
B. 肺结核与肠炎
C. 伤寒与肺结核
D. 细菌性痢疾与伤寒
E. 麻疹与白喉

28. 护士为气性坏疽患者伤口换药，换下的污染纱布应
A. 75%乙醇浸泡
B. 微波消毒灭菌
C. 高压蒸汽灭菌
D. 煮沸消毒
E. 燃烧

29. 大量输注库存血后要防止发生
A. 碱中毒和低钾血症
B. 碱中毒和高钾血症
C. 酸中毒和低钾血症
D. 酸中毒和高钾血症
E. 低钾血症和低钠血症

30. 为患者烤灯治疗时，表明剂量合适的情况是
A. 皮肤潮红
B. 出现红斑
C. 皮肤过热
D. 出现水疱
E. 局部紫红色

31. 艾瑞克森的心理社会发展学说中，个体存在自我认同与角色紊乱危机的主要时期是
A. 学龄期
B. 青春期
C. 青年期
D. 成人期
E. 老年期

32. 关于取药，下列不正确的一项是
A. 胶囊需用药匙取用
B. 药液不足 1ml 时需用滴管计量
C. 油剂用量杯计量后直接倒入药杯
D. 同时服用几种液体药物时，应分别放置
E. 先配固体药，再配液体药

33. 禁忌与铁剂同服的是
A. 橙汁
B. 猪肉
C. 水果
D. 蔬菜
E. 茶

34. 对支气管扩张症患者进行体位引流时，下列方法不正确的是
A. 引流前 15 分钟遵医嘱给予支气管扩张药
B. 抬高患部位置，引流支气管开口向下

C. 每次引流30~60分钟，每天2~3次
D. 在引流过程中指导患者做腹式深呼吸
E. 引流后给予漱口

35. 护理尿失禁患者时下列措施不妥的是
A. 嘱患者白天多饮水
B. 热敷或按摩下腹部
C. 加强皮肤护理和心理护理
D. 指导患者进行盆底肌锻炼
E. 长期尿失禁可遵医嘱行留置导尿

36. 纽曼健康系统模式中有多条防线，其中弹性防线的主要作用是
A. 对压力源不断调整、应对和适应
B. 建立起稳定状态
C. 调整机体内各个亚系统的优势
D. 防止压力源入侵，缓冲、保护正常防线
E. 保护基本结构

37. 耳穴埋籽法的留置时间在夏季一般为
A. 1~3天
B. 2~7天
C. 5~10天
D. 7~10天
E. 10天以上

38. 某患者自行排便1次，灌肠后又排便2次，在体温单上正确的记录是
A. $3^2/_E$
B. $^1/_{2E}$
C. $^2/_E$
D. $^1/_E$
E. $1^2/_E$

39. 对白血病患者口腔护理的主要目的是
A. 去除氨味
B. 擦除血痂
C. 增进食欲
D. 预防感染
E. 使患者舒适

40. 外用药的药瓶上标签的颜色是
A. 蓝色
B. 黑色
C. 红色
D. 黄色
E. 绿色

41. 禁忌洗胃的中毒毒物是
A. 有机磷
B. 镇静催眠药
C. 浓硫酸
D. 重金属
E. 生物碱

42. 粪便隐血试验为避免假阳性，不能进食的食物是
A. 菠菜
B. 牛奶
C. 钙片
D. 白萝卜
E. 豆腐

43. 输液时处理因静脉痉挛导致滴注不畅的方法是
A. 减慢滴液速度
B. 加压输液
C. 局部热敷
D. 适当更换肢体位置
E. 降低输液瓶位置

44. 心肺复苏时，胸外心脏按压与人工呼吸次数的比例为
A. 4：1

B. 6∶1

C. 8∶1

D. 10∶2

E. 30∶2

45. 为鼻饲患者灌食后，再注入少量温开水的目的是

A. 使患者胃内温暖，避免胀气

B. 防止鼻饲液反流

C. 防止患者恶心、呕吐

D. 便于测量和记录灌食量

E. 冲洗胃管，避免堵塞

46. 对非语言性沟通理解正确的是

A. 反应时间的快慢可影响个体的舒适感

B. 环境因素不能影响信息的传递

C. 反应时间的快慢可反映个体对交流的关注程度

D. 空间效应可反映个体对交流的关注程度

E. 反应时间的快慢可反映个体的舒适感

47. 下列为胃热炽盛患者饮食所选的是

A. 凉性

B. 甘甜

C. 辛辣

D. 生姜、羊肉之类

E. 大枣、山药之类

48. 下列有关血制品的叙述正确的是

A. 输入血浆前不需要做血型鉴定

B. 输入成分血之前不需要做交叉配血试验

C. 血小板浓缩悬浮液应保存在4℃，1周内有效

D. 与库存血相比，输入成分血不易引起高钾血症和酸中毒

E. 血浆内主要为白细胞和血浆蛋白，不含红细胞

49. 护士在护患关系初期的主要任务是

A. 评估收集患者资料

B. 提出护理诊断

C. 进行健康教育

D. 做好心理护理，使患者建立战胜疾病信心

E. 与患者建立信任关系

50. 常用的平衡盐溶液是

A. 1.25%碳酸氢钠 1/3 和等渗盐水 2/3

B. 5%葡萄糖盐水

C. 4%碳酸氢钠 1/3 和等渗盐水 2/3

D. 乳酸钠林格液

E. 复方氯化钠溶液

51. 强调护患关系在护理中作用的理论是

A. 保健系统模式

B. 自理模式

C. 适应模式

D. 人际关系模式

E. 人类基本需要层次论

52. 关于门静脉高压症术前护理不正确的是

A. 术前肝功能受损严重应限制蛋白质摄入

B. 避免腹内压升高

C. 避免干硬和刺激性食物

D. 术前1日晚肥皂水清洁灌肠

E. 口服药片应研成粉末冲服

53. 膀胱镜检查时，应采用

A. 截石位

B. 端坐位

C. 头高足低位

D. 膝胸位

E. 半坐卧位

54. 使用热水袋时，下列不正确的是

A. 测量水温

B. 灌水至1/3~1/2满

C. 热水袋用布套套好后再使用

D. 拧紧盖子前排尽空气

E. 昏迷患者使用热水袋时，水温应为70℃

55. 哪一年国际护士会特别成立了一个专家委员会，制定了《系统制定护理法规的参考指导大纲》

A. 1919年

B. 1947年

C. 1921年

D. 1968年

E. 1970年

56. 甲状腺功能减退症（甲减）患者出现下列哪项情况，应考虑有黏液水肿性昏迷

A. 语音清晰、语速快

B. 双眼突出、反应灵敏

C. 怕热、多汗

D. 呼吸浅慢、心动过缓

E. 肌肉有阵颤

57. 梦境一般出现在

A. 第Ⅰ期

B. 第Ⅱ期

C. 第Ⅲ期

D. 第Ⅳ期

E. 快速动眼睡眠（REM）期

58. 简易呼吸器按压一次入肺的空气量为

A. 200ml

B. 400ml

C. 500ml

D. 1000ml

E. 1500ml

59. 制订护理措施的主要依据是

A. 临床症状和体征

B. 患者产生健康问题的原因

C. 检查、治疗的措施

D. 医师的医嘱

E. 患者和家属的要求

60. 下列关于护理诊断说法无误的一项是

A. 护理诊断是护士根据医嘱作出的诊断

B. 护理诊断是对潜在健康问题的一种临床判断

C. 护理诊断数目一般较少

D. 护理诊断可用来确定个体的具体疾病或病理状态

E. 护理诊断在疾病发展过程中保持相对稳定

61. 南丁格尔首创科学的护理事业的时间是

A. 16世纪中叶

B. 17世纪中叶

C. 18世纪中叶

D. 19世纪中叶

E. 20世纪中叶

62. 在收集资料时采用的沟通方法不适合的是

A. 交流时力求表达准确

B. 注意多运用肯定类语言

C. 告知交谈的目的及需要的时间

D. 注意空间距离和位置

E. 让患者畅所欲言，切忌打断话题

63. 某地区，疟疾流行，医师对前来就诊的张某开了“复方阿莫地喹片，口服，biw”的医嘱，以预防疟疾，其中“biw”译成中文的正确含义是

A. 隔日 1 次

B. 每日 1 次

C. 每日 2 次

D. 每周 1 次

E. 每周 2 次

64. 患者，男，35 岁。在出院带药中包括了以下药物，同时口服下列药物时，宜最后服用的是

A. 维生素 C

B. 复方阿司匹林

C. 地高辛

D. 氨苄西林

E. 止咳糖浆

65. 患者，女，34 岁。血吸虫感染，现需留取粪便标本做血吸虫孵化检查，护士告知患者标本留取的正确方法是

A. 留取全部粪便并及时送检

B. 将便盆加温再留取少许粪便

C. 用检便匙取脓血处粪便

D. 取少量异常粪便置蜡纸盒送检

E. 进试验饮食后第 3 日留粪便送检

66. 患儿，7 岁。扁桃体切除术后伤口局部有少量出血，可在颌下

A. 放置加热盐袋

B. 放置冰囊

C. 用乙醇纱布湿敷

D. 进行红外线照射

E. 用 50% 硫酸镁进行湿热敷

67. 患者，女，20 岁。因服用敌敌畏送医院诊治。最能够反映病情变化的观察指征是

A. 表情

B. 面容

C. 瞳孔

D. 呕吐物

E. 皮肤与黏膜

68. 患者，男，23 岁。在工地上被铁钉扎伤来院就诊，医嘱行破伤风抗毒素皮试，皮试结果呈阳性，拟进行脱敏注射。下列注射方法正确的是

A. 分 2 次肌内注射

B. 分 4 次肌内注射

C. 分 2 次平均稀释肌内注射

D. 分 4 次平均稀释肌内注射

E. 分 4 次逐渐增量稀释肌内注射

69. 患者，女，45 岁。因再生障碍性贫血住院，入院查血象呈全血细胞减少。嘱给予新鲜血 200ml 立即输注，输血 100ml 左右时患者发生寒战，继而诉头痛、恶心，测体温 39.5℃，首先应该采取的处理措施是

A. 暂停输血，静脉滴注生理盐水

B. 28℃生理盐水灌肠降温

C. 冰袋敷头部

D. 口服碳酸氢钠

E. 静脉推注地塞米松

70. 患者，男，79 岁。因体质弱，短时间内输入液体量过多，引起急性循环负荷过重，患者的特征性症状是

A. 喘憋，呼吸困难

B. 心悸，恶心

C. 发绀，烦躁不安

D. 呼吸困难，心悸

E. 胸闷、呼吸困难，咳粉红色泡沫样痰

71. 患者，女，40 岁。外伤，失血性休克，拟给予输血治疗。护士的操作不利于防范医疗事故的是

A. 对供血者的血液按规定进行抗原、抗体检测

B. 输血前查血型并进行交叉配血试验

C. 输血前与患者家属签订输血协议

D. 输血前严格执行查对制度

E. 输血后及时整理用物，血袋与输血器按医疗垃圾处理

72. 患者，男，30 岁。尿道损伤后出现排尿困难，导尿管能插入膀胱，导尿管的留置时间应为

A. 1~3 天

B. 4~5 天

C. 2~4 周

D. 21~28 天

E. 30~40 天

73. 患者，男，45 岁。以呕吐待查收入院，5%葡萄糖氯化钠注射液 1000ml 要求 3 小时内输完，应调节滴速为（滴系数默认为 15）

A. 40 滴/分

B. 60 滴/分

C. 80 滴/分

D. 100 滴/分

E. 120 滴/分

74. 患者，男，26 岁。静脉注射 25%葡萄糖液，患者诉疼痛，推注稍有阻力，局部无肿胀，抽无回血。应考虑是

A. 静脉痉挛

B. 针刺入过深，穿破对侧血管壁

C. 针尖斜面一半在血管外

D. 针尖斜面紧贴血管内壁

E. 针尖刺入皮下

75. 患者，男，19 岁。因低热、呼吸困难、胸痛就医，诊断为浸润性肺结核。患者痊愈出院，对其携带的收音机拟采用的消毒方法是

A. 电离辐射消毒

B. 高压蒸汽灭菌

C. 日光暴晒

D. 环氧乙烷消毒

E. 紫外线照射消毒

76. 患者，男，39 岁。急性坏疽性阑尾炎伴阑尾穿孔，行阑尾切除术后第 6 天，体温 39℃，大便次数增多，伴里急后重。直肠指检：直肠前壁有触痛，并有波动感。目前最主要的处理是

A. 脓肿切开引流

B. 应用大剂量抗生素

C. 温盐水保留灌肠

D. 物理降温

E. 温水坐浴

77. 患者，男，52 岁。尿毒症，目前神志模糊，肌张力消失，心音低钝，脉搏细弱，血压下降，呼吸呈间停呼吸。该患者处于

A. 生物学死亡期

B. 躯体死亡期

C. 临床死亡期

D. 脑死亡期

E. 濒死期

78. 患者，男，40 岁。因患急性肠炎需要静脉输液治疗，下列不属于护理操作前解释用语的是

A. 患者准备工作

B. 本次操作目的

C. 操作的步骤

D. 执行者的承诺

E. 谢谢患者的合作

79. 患者，女，52 岁。测口腔温度时不慎咬碎体温计，护士应立即

A. 催吐

B. 让患者口服蛋清

C. 让患者服用韭菜

D. 清除其口腔内玻璃碎屑

E. 洗胃

A3/A4 型题

答 题 说 明

以下提供若干个案例，每个案例下设若干个考题。请根据各考题题干所提供的信息，在每题下面的 A、B、C、D、E 5 个备选答案中选择 1 个最佳答案，并在答题卡上将相应题号的相应字母所属的方框涂黑。

（80~81 题共用题干）

患者，男，40 岁。有高血压病史 1 年，患者不规则用药，血压时高时低。近日头痛、头晕、乏力加剧。查体：血压 170/110mmHg，肥胖，心界扩大，心肺听诊无异常。

80. 在上述资料中，属于主观资料的是

A. 头痛、头晕、乏力

B. 肥胖

C. 心肺听诊无异常

D. 血压 170/110mmHg

E. 心界扩大

81. 下列哪项不属于目前的护理诊断

A. 营养失调

B. 活动无耐力

C. 知识缺乏

D. 疼痛

E. 心输出量减少

（82~83 题共用题干）

患者，男，65 岁。肝性脑病前期，意识错乱，睡眠障碍，行为失常，3 天未排大便。

82. 为解除便秘，遵医嘱行大量不保留灌肠，禁用的灌肠液是

A. 10%水合氯醛

B. 1∶2∶3 溶液

C. 肥皂水

D. 0.9%氯化钠溶液

E. 油剂

83. 禁用该溶液的原因是

A. 易引起肠胀气

B. 易导致腹泻

C. 对肠黏膜刺激性大

D. 该溶液可增加氨的产生和吸收

E. 引起电解质平衡失调

（84~85 题共用题干）

患者，男，72 岁。因高血压引起脑出血昏迷已 11 天，护士给予鼻饲以补充营养和水分。

84. 当胃管插入 15cm 时，护士应

A. 置患者平卧，头侧向一边

B. 嘱患者做吞咽动作

C. 托起患者头部使其下颌靠近胸骨柄

D. 使患者头部后仰

E. 加快插管动作以顺利插入胃管

85. 上述做法的目的是

A. 防止恶心、呕吐

B. 减轻患者痛苦

C. 避免损伤食管黏膜

D. 增加咽喉部通道的弧度

E. 促进咽部肌肉的收缩

B1 型题

答 题 说 明

以下提供若干组考题，每组考题共同使用在考题前列出的 A、B、C、D、E 5 个备选答案。请从中选择 1 个与考题关系密切的答案，并在答题卡上将相应题号的相应字母所属的方框涂黑。每个备选答案可能被选择一次、多次或不被选择。

（86~87 题共用备选答案）

A.“您别急，止痛针打完后，一会儿您就不会那么疼了。”

B. “回到家后一定要按时服药，在规定的时间来复查。您慢走！”

C.“早晨好，吃早饭了吗？”

D. “您好，这是呼吸病房，请问您有什么事情需要电话咨询吗？”

E. “您好，这位是王小明医师，他是您的主管大夫。”

86. 属于安慰用语的是

87. 属于介绍用语的是

（88~89 题共用备选答案）

A. ≤5ml

B. 10~20ml

C. 30~50ml

D. 50~70ml

E. 70~90ml

88. 氧气雾化吸入时，其药液需稀释至

89. 超声雾化吸入时，雾化罐内药液需稀释至

（90~91 题共用备选答案）

A. 对病房环境缺乏安全感

B. 呼吸困难

C. 角色行为冲突

D. 自尊心受到伤害

E. 活动受限不能自己洗头、洗澡

90. 影响舒适的因素中心理因素的是

91. 影响舒适的因素中社会因素的是

（92~93 题共用备选答案）

A. 初级预防

B. 一级预防

C. 二级预防

D. 三级预防

E. 四级预防

92. 按纽曼的健康系统模式，当怀疑或发现压力源确实存在而压力反应尚未发生时，应采取的预防措施是

93. 按纽曼健康系统模式，护士发现护理对象已出现疾病的症状和体征，应采取的预防措施是

（94~95 题共用备选答案）

A. 24 小时

B. 3 天

C. 4 小时

D. 14 天

E. 7 天

94. 在梅雨季节，高压蒸汽灭菌后的无菌包的有效期为

95. 无菌包内用品一次未用完，包内其他物品有效期限为

（96~98 题共用备选答案）

A. 皮内注射

B. 皮下注射

C. 肌内注射

D. 静脉注射

E. 股静脉注射

96. 地塞米松 5~10mg 抗变态反应时，采用的给药途径是

97. 破伤风脱敏注射法采用的给药途径是

98. 青霉素变应性休克时首选 0.1%盐酸肾上腺素 0.5~1.0ml，最佳的给药途径是

（99~100 题共用备选答案）

A. 乙醚、环氧乙烷

B. 抗毒血清、胎盘球蛋白

C. 氨茶碱、维生素 C

D. 甘草片、水合氯醛

E. 克林霉素、庆大霉素

99. 容易氧化变质的药物是

100. 容易被热破坏的药物是

参考答案

第四单元　专业实践能力

1. B　2. B　3. B　4. B　5. D　6. E
7. C　8. E　9. A　10. E　11. B　12. D
13. C　14. A　15. D　16. D　17. D
18. A　19. B　20. D　21. D　22. D
23. A　24. C　25. A　26. C　27. D
28. E　29. D　30. B　31. B　32. C
33. E　34. C　35. B　36. D　37. A
38. E　39. D　40. C　41. C　42. A
43. C　44. E　45. E　46. C　47. A
48. D　49. E　50. A　51. D　52. D

53. A　54. E　55. D　56. D　57. E
58. C　59. B　60. B　61. D　62. E
63. E　64. E　65. A　66. B　67. C
68. E　69. A　70. E　71. E　72. C
73. C　74. B　75. D　76. A　77. E
78. E　79. D　80. A　81. A　82. C
83. D　84. C　85. D　86. A　87. E
88. A　89. C　90. D　91. C　92. B
93. C　94. E　95. A　96. D　97. C
98. B　99. C　100. B

解　析

扫码查看
相关内容

203-1　　　　　　　　　　第一单元

全国护理学初级（师）资格考试
优选卷（二）

护理学初级（师）

（报考类别代码：203）

考试日期：20××年××月××日
考试时间：120 分钟

考生姓名：________
准考证号：________

中国协和医科大学出版社
北　京

第一单元
基础知识

A1/A2 型题

答题说明

以下每一道考题下面有 A、B、C、D、E 5 个备选答案。请从中选择 1 个最佳答案，并在答题卡上将相应题号的相应字母所属的方框涂黑。

1. 系统性红斑狼疮临床累及关节、肌肉时，可表现为
   A. 非畸形性关节炎
   B. 梭状指
   C. 关节附近肌肉萎缩
   D. 关节畸形
   E. 天鹅颈样畸形
2. 慢性阻塞性肺疾病主要引起
   A. 左心衰竭
   B. 心肌炎
   C. 低氧血症型呼吸衰竭
   D. 心包炎
   E. 高碳酸血症型呼吸衰竭
3. 关于胎膜早破下列说法正确的是
   A. 孕 40 周（预产期）之前的胎膜破裂
   B. 孕 37 周之前的胎膜破裂
   C. 临产之前的胎膜破裂
   D. 临产后进入活跃期之前的胎膜破裂
   E. 宫口开全之前的胎膜破裂
4. 周围性呼吸衰竭的病因不包括
   A. 颅内感染
   B. 喉水肿
   C. 气管炎
   D. 肺不张
   E. 肺水肿
5. 慢性肾小球肾炎的病理机制是
   A. 链球菌感染引起的化脓性炎症
   B. 病毒感染引起的非化脓性炎症
   C. 多种原因引起的免疫性炎症
   D. 急性肾小球肾炎迁延不愈所致
   E. 先天遗传性疾病
6. 脊柱骨折造成脱位伴脊髓半横切损伤，其损伤平面以下的改变是
   A. 双侧肢体完全瘫
   B. 同侧肢体运动消失，双侧肢体深浅感觉消失
   C. 同侧肢体运动和深感觉消失，对侧肢体痛温觉消失
   D. 同侧肢体运动和痛温觉消失，对侧肢体深感觉消失

E. 同侧肢体痛温觉消失，对侧肢体运动和深感觉消失

7. 胃溃疡腹痛的规律是

A. 进食后疼痛加重

B. 进食后疼痛缓解

C. 疼痛—便意—便后缓解

D. 痉挛性腹痛，排便后缓解

E. 上腹部胀痛，与进食无关

8. 单纯性甲状腺肿的病因是

A. 碘量不足

B. 碘量过多

C. 甲状腺分泌过度

D. 甲状腺分泌不足

E. 甲状旁腺分泌不足

9. 下肢静脉曲张患者术后早期活动主要是为了预防

A. 关节僵硬

B. 患肢水肿

C. 血管痉挛

D. 肌肉萎缩

E. 深静脉血栓

10. 最常见的尿瘘是

A. 输尿道阴道瘘

B. 膀胱宫颈阴道瘘

C. 膀胱阴道瘘

D. 膀胱尿道阴道瘘

E. 尿道阴道瘘

11. 血友病的发病机制是

A. 血小板数量异常

B. 血小板功能异常

C. 凝血因子缺乏

D. 抗凝物质增多

E. 血管壁异常

12. 风湿性心脏病哪类瓣膜损害可引起左心室输出量显著降低，出现心绞痛、眩晕，甚至猝死

A. 主动脉瓣关闭不全

B. 二尖瓣狭窄

C. 二尖瓣关闭不全

D. 主动脉瓣狭窄

E. 肺动脉瓣关闭不全

13. 不属于慢性宫颈炎病理表现的是

A. 宫颈腺体囊肿

B. 宫颈息肉

C. 宫颈肥大

D. 宫颈黏膜炎

E. 宫颈陈旧裂伤

14. 引起肾病综合征的各种疾病中，下列哪项属于原发性肾病综合征

A. 糖尿病肾病

B. 过敏性紫癜性肾炎

C. 慢性肾小球肾炎

D. 狼疮肾炎

E. 肾淀粉样变

15. 新生儿生理性体重下降幅度一般不超过

A. 6%

B. 8%

C. 10%

D. 12%

E. 16%

16. 与肺癌发病关系最密切的因素是

A. 职业性致病因素

B. 长期吸烟

C. 免疫缺陷

D. 慢性肺部疾病

E. 遗传因素

17. 再生障碍性贫血的发病机制是

A. 红细胞数量和形态改变

B. 脾功能亢进

C. 血细胞寿命缩短

D. 骨髓造血功能衰竭

E. 肝功能衰竭

18. 肝硬化致门静脉高压症，行分流手术前的护理措施，下列正确的是

A. 高蛋白、低脂、低热量饮食

B. 注射维生素 K

C. 手术日晨常规放置胃管

D. 手术前 2 日清洁灌肠

E. 鼓励体育锻炼

19. 术后半卧位的目的不包括

A. 利于引流

B. 利于呼吸

C. 利于循环

D. 防止膈下脓肿

E. 利于排尿

20. 下列哪项肯定是原发性肝癌的促进因素

A. 大量饮酒

B. 乙型肝炎病毒

C. 亚硝胺类化学物质

D. 肝硬化

E. 饮用水污染

21. 下列哪项不是引起肝硬化的因素

A. 慢性活动性肝炎

B. 感染血吸虫病

C. 长期大量酗酒

D. 长期服用甲基多巴

E. 长期接触染发剂

22. 早产儿不易出现的病症是

A. 新生儿肺透明膜病

B. 低血糖

C. 出血

D. 呼吸暂停

E. 高热

23. 法洛四联症患儿突然晕厥、抽搐，最可能的原因是

A. 长期脑缺氧

B. 合并脑血栓形成

C. 合并脑脓肿

D. 合并脑膜炎

E. 肺动脉漏斗部肌肉痉挛

24. 下列选项不符合足月儿外观特点的是

A. 皮肤红润，胎毛少

B. 足底光滑纹理少

C. 耳郭软骨发育好

D. 乳晕明显，有结节

E. 指甲长过指端

25. 下列对于异常尿液的描述正确的是

A. 24 小时尿量<400ml 称为少尿

B. 24 小时尿量<100ml 称为少尿

C. 24 小时尿量>2000ml 见于尿崩症

D. 氨臭味尿见于糖尿病酮症酸中毒

E. 血红蛋白尿呈深黄色

26. 急性脓胸的主要致病菌是

A. 肺炎链球菌

B. 溶血性链球菌

C. 铜绿假单胞菌

D. 大肠埃希菌

E. 金黄色葡萄球菌

27. 下列不符合子宫脱垂的是

A. 阴道外口见子宫颈，即可诊断为子宫脱垂

B. 子宫脱垂常引起月经失调

C. 重度子宫脱垂必须与子宫内翻鉴别

D. 子宫脱垂常发生于产后过早参加重体力劳动的妇女

E. 子宫脱垂常伴发阴道前后壁膨出

28. 慢性肾功能衰竭最常见的病因为

A. 慢性肾盂肾炎

B. 慢性肾小球肾炎

C. 肾结核

D. 多囊肾

E. 系统性红斑狼疮

29. 窦性心动过速不发生于下列哪种情况

A. 发热

B. 甲状腺功能亢进症

C. 运动

D. 贫血

E. 甲状腺功能减退症

30. 小脑幕裂孔疝和枕骨大孔疝的主要鉴别点是

A. 早期出现意识障碍且逐渐加重

B. 去大脑强直发作

C. 病变对侧半身瘫痪

D. 生命体征（血压、脉搏、呼吸）改变

E. 一侧瞳孔散大

31. 肺源性心脏病的首要死亡原因是

A. 酸碱失衡

B. 电解质紊乱

C. 肺性脑病

D. 消化道出血

E. 弥散性血管内凝血（DIC）

32. 非胰岛素依赖型糖尿病的主要死亡原因是

A. 酮症酸中毒

B. 心脑血管病变

C. 感染

D. 糖尿病肾病

E. 糖尿病非酮症高渗性昏迷

33. 重症肺炎因二氧化碳潴留导致酸碱平衡紊乱，可发生

A. 代谢性酸中毒

B. 呼吸性酸中毒

C. 代谢性碱中毒

D. 呼吸性碱中毒

E. 混合性酸中毒

34. 癫痫强直阵挛发作呈持续状态时，最重要的护理措施是

A. 注意保暖

B. 吸氧 3~5L/min

C. 防止跌伤

D. 防止继发感染

E. 保持呼吸道通畅

35. 胆囊结石出现胆绞痛是由于

A. 胆囊形成急性炎症

B. 胆囊穿孔

C. 结石阻塞胆囊管

D. 结石进入胆总管

E. 胆囊出血

36. 马斯洛需要层次论认为个体首要满足的需要是

A. 安全需要

B. 生理需要

C. 自尊的需要

D. 爱与归属的需要

E. 自我实现的需要

37. 皮质醇增多症最常见的原因是

A. 异位促肾上腺皮质激素（ACTH）分泌过多

B. 异位促肾上腺皮质激素释放因子（CRF）分泌过多

C. 肾上腺皮质腺癌

D. 肾上腺皮质腺瘤

E. 肾上腺皮质增生

38. 国际通用的婴儿期范围是

A. 自出生至满 3 岁

B. 自出生后至满 1 周岁

C. 自 1 周岁至 3 周岁

D. 自出生后至满 1 个月

E. 自妊娠 36 周开始至满 1 周岁

39. 术后切口部位放置沙袋的目的是

A. 改善局部血液循环

B. 防止复发

C. 防止切口渗血

D. 防止腹内压增高

E. 减轻疼痛

40. 能明确心绞痛患者缺血心肌的部位和范围的检查是

A. M 型超声

B. 动态心电图

C. 心电图

D. 放射性核素显像

E. 选择性冠状动脉造影

41. 二尖瓣狭窄患者咯血的原因是

A. 喉部的毛细血管破裂

B. 肺小静脉破裂

C. 肺泡壁毛细血管破裂

D. 肺动脉分支破裂

E. 曲张的支气管静脉破裂

42. 下列哪项不是肾上腺皮质醇增多症的临床表现

A. 多血质

B. 高血压

C. 淋巴结肿大

D. 骨质疏松

E. 勃起功能障碍

43. 以下疾病的发病机制与高血压无关的是

A. 短暂性脑缺血发作

B. 脑血栓形成

C. 脑出血

D. 脑栓塞

E. 蛛网膜下腔出血

44. 关于内脏神经痛的描述，不正确的是

A. 痛觉迟钝

B. 范围不明显

C. 定位不准确

D. 迅速、持续

E. 痛感弥散

45. 以下有关肠内营养支持的叙述，正确的是
A. 当不能采用肠外营养时应用
B. 要素饮食是有渣饮食
C. 最常见的并发症是便秘
D. 液化饮食是人工合成的营养成分
E. 最严重的并发症是误吸

46. 肾结核最常见的晚期并发症是
A. 自截肾
B. 膀胱尿道瘘
C. 附睾结核
D. 膀胱直肠瘘
E. 膀胱挛缩和对侧肾积水

47. 轻度缺氧时神经系统的症状主要是
A. 注意力不集中，智力减退，定向力障碍
B. 烦躁不安，神志恍惚
C. 谵妄
D. 昏睡
E. 昏迷

48. 医疗机构从业人员违反《医疗机构从业人员行为规范》的，视情节轻重给予处罚，其中不正确的是
A. 批评教育，通报批评，取消当年评优、评职称资格
B. 卫生行政部门依法给予警告、暂停执业或吊销执业证书
C. 纪检监察部门按照党纪政纪案件的调查处理程序办理
D. 缓聘、解职待聘、解聘
E. 涉嫌犯罪的，移送司法机关依法处理

49. 慢性肺源性心脏病发生的关键环节是
A. 肺动脉高压
B. 左心室肥厚
C. 右心室扩大
D. 体循环淤血
E. 心功能不全

50. 小儿肺炎可分为典型肺炎和非典型肺炎，其中非典型肺炎的常见病原体是
A. 肺炎链球菌
B. 金黄色葡萄球菌
C. 流感嗜血杆菌
D. 大肠埃希菌
E. 肺炎支原体

51. 下列物质不属于羊水的是
A. 毛发
B. 胎脂
C. 激素和酶
D. 上皮细胞
E. 绒毛

52. 产后出血最常见的原因是
A. 子宫收缩乏力
B. 胎盘滞留
C. 软产道损伤
D. 胎膜残留
E. 产妇凝血功能障碍

53. 咽眼结合膜热的病原体为
A. 腺病毒
B. 呼吸道合胞病毒
C. 金黄色葡萄球菌
D. 支原体

E. 柯萨奇病毒

54. 关于小儿生长发育顺序的规律，下列哪项正确

A. 先下后上

B. 由远到近

C. 由细到粗

D. 先慢后快

E. 由简单到复杂

55. 关于孕期卫生，错误的是

A. 孕妇饮食应多样化

B. 孕妇可随意用药

C. 妊娠 8 个月后应避免重体力劳动

D. 妊娠晚期应多取左侧卧位

E. 妊娠最后 3 个月应避免性生活

56. 慢性肾小球肾炎的主要致病因素是

A. 链球菌直接感染

B. 病毒直接感染

C. 免疫介导性炎症

D. 感染后毒素作用

E. 代谢产物潴留

57. 慢性呼吸衰竭最常见的病因是

A. 多器官功能衰竭肺衰竭

B. 支气管肺疾病

C. 神经肌肉疾病

D. 胸廓、胸膜疾病

E. 心血管疾病

58. 急性脑出血首选的辅助检查是

A. 脑室穿刺造影

B. 脑血管造影

C. 颅脑 CT 检查

D. 颅脑 X 线检查

E. 颅脑超声检查

59. 肛裂的好发部位是

A. 骶直肠肌

B. 肛提肌

C. 肛管皮肤

D. 肛门外括约肌

E. 肛门内括约肌

60. 患者一侧上、下肢无自主运动是

A. 单瘫

B. 截瘫

C. 交叉瘫

D. 偏瘫

E. 四肢瘫

61. 下列与肌酐清除率无关的是

A. 滤过膜孔径增大

B. 肾血流量

C. 滤过膜的通透性

D. 滤过面积

E. 有效滤过压

62. 与蜘蛛痣形成有关的因素是

A. 血小板减少

B. 血中雌激素增加

C. 毛细血管脆性增加

D. 凝血障碍

E. 严重感染

63. 类风湿关节炎最基本的病理损害是关节的

A. 滑膜炎症

B. 软骨炎症

C. 骨质疏松

D. 腔隙增大

E. 腔隙变窄

64. 避孕及防止性传播疾病最好的措施是

A. 皮下埋植药物

B. 宫内节育器（IUD）

C. 阴道隔膜加杀精药

D. 安全期避孕法

E. 避孕套

65. 最常见的先天性心脏病是

A. 房间隔缺损

B. 室间隔缺损

C. 法洛四联症

D. 动脉导管未闭

E. 肺动脉狭窄

66. 肺结核出现咯血伴发热，常提示

A. 空洞形成

B. 病灶扩散

C. 支气管内血液吸收

D. 并发血气胸

E. 炎症波及壁层胸膜

67. 在护理骨折行骨牵引的患者时，如牵引过度可引起

A. 骨愈合障碍

B. 肌肉萎缩

C. 肢体畸形

D. 剧烈疼痛

E. 骨质脱钙

68. 休克患者使用血管扩张药前必须具备的前提条件是

A. 纠正酸中毒

B. 心功能正常

C. 补足血容量

D. 先用血管收缩药

E. 先用正性肌力药

69. 死亡的 3 个阶段是

A. 昏迷、呼吸停止、心搏停止

B. 尸斑、尸冷、尸僵

C. 濒死、临床死亡、生物学死亡

D. 心搏停止、呼吸停止、对光反射消失

E. 肌力消退、肌张力减退、反射消失

70. 下列哪项不是胃肠黏膜的损害因素

A. 非甾体抗炎药

B. 吸烟

C. 过度精神紧张

D. 刺激性饮食

E. 前列腺素

71. 下列哪项不属于肝性脑病常见的诱因

A. 高蛋白饮食

B. 多次灌肠和导泻

C. 上消化道出血

D. 大量放腹水

E. 便秘

72. 做甲状腺 ^{131}I 摄取率测定，在检查前 1 个月禁食的食物是

A. 河鱼

B. 白菜

C. 土豆

D. 紫菜

E. 鸡蛋

73. 慎独要求中根本性的认识是

A. 无人监督时注意不违背医德

B. 别人无法监督时注意不违背医德

C. 有错误思想干扰时注意加以抵制

D. 坚持从小事上点点滴滴做起

E. 坚持医德修养的高度自觉性、坚定性、一贯性

74. 下列哪项不能诱发窦性心动过速

A. 发热

B. 缺氧

C. 高钾血症

D. 失血性贫血

E. 频繁腹泻

75. 急性乳腺炎最常见的致病菌是

A. 溶血性链球菌

B. 变形杆菌

C. 大肠埃希菌

D. 厌氧菌

E. 金黄色葡萄球菌

76. 下列属于脑震荡患者意识改变特点的是

A. 伤后清醒继发昏迷

B. 伤后出现短暂昏迷

C. 昏迷有中间清醒期

D. 伤后持续昏迷

E. 伤后昏迷逐渐加深

77. 氯解磷定切忌与碳酸氢钠混合静脉滴注，是由于可引起

A. 药液沉淀

B. 药液变色

C. 氯解磷定失效

D. 碳酸氢钠失效

E. 氰化物形成

78. 患者，女，62 岁。双眼晚期白内障待手术。在护理过程中，有效的沟通方式是

A. 让患者用点头或摇头回答问题

B. 用手势或面部表情来加强信息传递

C. 让患者用“是”或“不是”回答问题

D. 及时对患者所听到的声响作出解释

E. 必要时用文字进行交流

79. 某老年患者为肺癌晚期，生命垂危。家属明确要求不惜一切代价地进行抢救，医护人员应该

A. 尊重家属意见，不惜一切代价地进行抢救

B. 实施积极安乐死

C. 实施消极安乐死

D. 说服家属彻底放弃治疗与抢救

E. 有限度地治疗和抢救

80. 患者，男，28 岁。酗酒后突发剧烈上腹绞痛 10 小时伴呕吐、冷汗、面色苍白入院。查体：体温 39.1℃，血压 82/60mmHg，脉搏 110 次/分，上腹部压痛、反跳痛及腹肌紧张。血清淀粉酶 800U/L，血钙降低。该患者最主要的护理诊断是

A. 疼痛

B. 潜在并发症：休克

C. 营养失调

D. 体温过高

E. 体液不足

81. 患儿，孕 28 周出生，出生体重 1100g，生后立即转入新生儿重症监护治疗病房（NICU）监护。第 4 天患儿无明显诱因

出现颜面及全身皮肤发绀，SaO_2由 94%降至 80%，心率 92 次/分，呼吸不规则。2 次呼吸间隙停止时间为 21 秒。患儿可能出现的情况是

A. 新生儿肺透明膜病

B. 呼吸暂停

C. 呼吸衰竭

D. 吸入性肺炎

E. 感染性肺炎

82. 患儿，男，14 岁。在患流行性腮腺炎后出现睾丸肿大、触痛，诊断为腮腺炎并发睾丸炎。针对该并发症，护士应当告诉家长的是

A. 该并发症常发生于学龄期儿童

B. 睾丸炎多可引起睾丸萎缩

C. 睾丸炎多为双侧受累

D. 睾丸炎不会伴发高热、寒战等

E. 睾丸炎多不影响生育功能

83. 患儿，男，6 岁。发热 4 天，双侧腮腺以耳垂为中心肿大 2 天。查体：体温 38.5℃，神志清楚，双侧腮腺大小3cm×4cm，有压痛，咽红，腮腺管口有红肿，心肺无异常，诊断为流行性腮腺炎。该病不常见的并发症是

A. 脑膜脑炎

B. 心肌炎

C. 胰腺炎

D. 中耳炎

E. 睾丸炎

84. 患者，男，58 岁。反复蛋白尿、水肿 5 年，近日查血红蛋白 60g/L，血肌酐 807μmol/L，血尿素氮升高。该患者发生贫血的主要原因是

A. 肾脏产生促红细胞生成素（EPO）减少

B. 造血原料缺乏

C. 血液透析过程失血

D. 红细胞寿命缩短

E. 骨髓抑制

85. 患者，男，51 岁。因肝硬化腹水入院，放腹水 3000ml 后出现睡眠时间倒错，昼睡夜醒，狂躁不安。检查见扑翼样震颤阳性，脑电图异常。下列治疗措施不适当的是

A. 限制或禁食蛋白质

B. 给予巴比妥类镇静药

C. 纠正水、电解质平衡紊乱

D. 口服乳果糖

E. 补充谷氨酸钾

86. 患儿，6 月龄。2 天来弛张热、咳嗽、精神萎靡，时有呕吐，周围血白细胞 26×10^9/L。查体：患儿烦躁不安、气促、面色苍白，皮肤可见猩红热样皮疹，双肺可闻及中小湿啰音。最可能的诊断是

A. 肺炎链球菌肺炎

B. 肺炎支原体肺炎

C. 金黄色葡萄球菌肺炎

D. 呼吸道合胞病毒肺炎

E. 肺结核

87. 患者，男，32 岁。患肝硬化已 4 年，今日饮酒后突然大量呕血，伴神志恍惚、

四肢湿冷、血压下降。该患者最容易诱发

A. 自发性腹膜炎
B. 心力衰竭
C. 肾衰竭
D. 肝性脑病
E. 水电解质紊乱

88. 某产妇，因胎儿宫内缺氧急诊剖宫产下一男婴，诊断为新生儿窒息，其依据是
A. 胎儿娩出后 1 分钟仅有心搏而无呼吸或未建立规律呼吸的缺氧状态
B. 胎儿娩出后 5 分钟仅有心搏而无呼吸或未建立规律呼吸的缺氧状态
C. 根据出生后 5 分钟和 10 分钟阿普加（Apgar）评分，分为轻度和重度窒息
D. 轻度窒息心律不规则
E. 重度窒息喉反射存在

89. 一天傍晚，某医院急诊科送来一突发急病、身份不明、无家属陪送的患者，患者目前严重损伤伴休克。此时医护人员应该
A. 找到家属并来院后再抢救
B. 待查明损伤原因后再抢救
C. 等交足了预付金后再抢救
D. 交足一定医药费后再抢救
E. 在仔细分析病情的同时，争分夺秒地抢救

B1 型题

答 题 说 明

以下提供若干组考题，每组考题共同使用在考题前列出的 A、B、C、D、E 5 个备选答案。请从中选择 1 个与考题关系密切的答案，并在答题卡上将相应题号的相应字母所属的方框涂黑。每个备选答案可能被选择一次、多次或不被选择。

（90~91 题共用备选答案）
A. 飞沫传播
B. 唾液传播
C. 垂直传播
D. 粪-口途径传播
E. 经注射、输血或血制品传播

90. 甲型病毒性肝炎的主要传播途径是
91. 乙型病毒性肝炎的主要传播途径是

（92~93 题共用备选答案）
A. 新生儿
B. 8 个月
C. 1 岁
D. 2 岁
E. 4 岁

92. 能并足跳、叠 6~7 块方积木的年龄是
93. 基本上能自己穿、脱简单衣服的年龄是

（94~95 题共用备选答案）

A. 与雌激素有关

B. 与人乳头瘤病毒感染有关

C. 与子宫内膜增生过长有关

D. 与子宫内膜种植有关

E. 与细菌感染有关

94. 子宫肌瘤的病因

95. 子宫内膜异位症的病因

（96~97 题共用备选答案）

A. 急性腹绞痛

B. 肌束颤动

C. 瞳孔缩小、流涎

D. 弥散性血管内凝血

E. 四肢张力减退

96. 有机磷农药中毒的烟碱样作用是

97. 有机磷农药中毒的毒蕈碱样作用是

（98~100 题共用备选答案）

A. 深部脓肿

B. 下颌蜂窝织炎

C. 疖

D. 小腿丹毒

E. 唇痈

98. 多见于糖尿病患者的是

99. 易导致窒息的是

100. 易导致化脓性海绵窦炎的是

参考答案

第一单元　基础知识

1. A　2. E　3. C　4. A　5. C　6. C
7. A　8. A　9. E　10. C　11. C　12. A
13. E　14. C　15. C　16. B　17. D
18. B　19. E　20. B　21. E　22. E
23. E　24. B　25. A　26. E　27. B
28. B　29. E　30. E　31. C　32. B
33. B　34. E　35. C　36. B　37. E
38. B　39. C　40. D　41. E　42. C
43. D　44. D　45. E　46. E　47. A
48. B　49. A　50. E　51. E　52. A
53. A　54. E　55. B　56. C　57. B
58. C　59. C　60. D　61. A　62. B
63. A　64. E　65. B　66. B　67. A
68. C　69. C　70. E　71. B　72. D
73. E　74. C　75. E　76. B　77. E
78. D　79. E　80. B　81. B　82. E
83. D　84. A　85. B　86. C　87. D
88. A　89. E　90. D　91. E　92. D
93. E　94. A　95. D　96. B　97. C
98. C　99. B　100. C

解　析

扫码查看
相关内容

203-2　　　　　　　　　　　　　　　　第二单元

全国护理学初级（师）资格考试
优选卷（二）

护理学初级（师）

（报考类别代码：203）

考试日期：20××年××月××日

考试时间：120 分钟

考生姓名：________

准考证号：________

中国协和医科大学出版社

北　京

第二单元
相关专业知识

A1/A2 型题

答 题 说 明

以下每一道考题下面有 A、B、C、D、E 5 个备选答案。请从中选择 1 个最佳答案，并在答题卡上将相应题号的相应字母所属的方框涂黑。

1. 骨肉瘤的特点为
   A. 多见于老年人
   B. 好发于膝关节邻近骨的干骺端
   C. 易发生肝转移
   D. 恶性程度较低
   E. 生长速度较慢
2. 1 岁小儿在接触水痘后，立即给予丙种球蛋白肌内注射的目的是
   A. 可防止发病
   B. 阻止并发症的发生
   C. 可减轻症状
   D. 缩短病程
   E. 防止复发
3. 川崎病的治疗原则除对症、支持疗法外，要
   A. 抗风湿
   B. 积极寻找并避免变应原
   C. 预防冠状动脉瘤及动脉栓塞
   D. 联合用药
   E. 保持关节功能
4. 治疗慢性型免疫性血小板减少症的首选方案为
   A. 输新鲜血小板
   B. X 线脾区照射
   C. 使用止血药
   D. 使用糖皮质激素
   E. 做脾切除
5. 正常尿液的 pH 属于
   A. 中性
   B. 弱酸性
   C. 弱碱性
   D. 强酸性
   E. 强碱性
6. 下列属于宫颈癌早期症状的是
   A. 阴道大量排液
   B. 反复阴道流血
   C. 接触性出血
   D. 排尿困难
   E. 大腿及腰骶部疼痛
7. 缺铁性贫血患儿为改善贫血症状最佳的食物是
   A. 牛奶和乳制品

B. 鱼、虾及高热量饮食

C. 动物肝脏及高蛋白饮食

D. 海带、紫菜及高蛋白饮食

E. 紫皮茄子及高蛋白饮食

8. 在急性心力衰竭治疗中，可以同时减轻心脏前、后负荷的药物是

A. 氨苯蝶啶

B. 硝酸甘油

C. 哌唑嗪

D. 硝普钠

E. 酚妥拉明

9. 急性肾盂肾炎的治愈标准是

A. 用药 2 周后尿细菌转阴

B. 停药后 2 周和 6 周复查尿细菌培养，均为阴性

C. 血白细胞恢复正常

D. 症状及体征消失

E. 尿常规恢复正常

10. 下列关于癫痫的治疗要点，不正确的是

A. 全身抽搐、意识丧失时，首先要立即用药以控制发作

B. 积极预防外伤和并发症

C. 开始用药时，剂量要由小到大，逐步增加

D. 可以停药时，要缓慢减量

E. 一般情况下尽量避免同时使用多种药物

11. 骨牵引的作用不包括

A. 骨折复位作用

B. 肢体制动

C. 防止骨质脱钙

D. 脱位的固定

E. 减轻疼痛

12. 不宜口服甲硝唑治疗滴虫阴道炎的时期是

A. 哺乳期

B. 老年期

C. 性成熟期

D. 青春期

E. 产褥期

13. 血栓闭塞性脉管炎血管重建手术后，对抗凝治疗患者要注意

A. 患肢温度

B. 患肢动脉搏动

C. 患肢麻木

D. 患肢疼痛

E. 出血倾向

14. 病程中突然闻及双肺满布湿啰音，应考虑

A. 阻塞性肺气肿

B. 急性肺水肿

C. 支气管哮喘

D. 支气管扩张症

E. 肺脓肿

15. 慢性心力衰竭患者应用 β 受体阻断药的作用是

A. 减轻心脏前负荷

B. 减轻心脏后负荷

C. 降低死亡率、住院率

D. 增强心肌收缩力

E. 改善呼吸困难

16. 在动脉硬化基础上安静状态下缓慢起病，2~3 天达高峰，脑脊液多正常。考虑为

A. 吉兰-巴雷综合征

B. 蛛网膜下腔出血

C. 短暂性脑缺血发作

D. 脑出血

E. 脑血栓形成

17. 急性阑尾炎非手术治疗的适应证是

A. 化脓性或坏疽性阑尾炎

B. 阑尾穿孔并发腹膜炎

C. 小儿急性阑尾炎

D. 慢性阑尾炎急性发作

E. 阑尾周围脓肿

18. 甲状腺功能亢进症与单纯性甲状腺肿的鉴别指标是

A. 促甲状腺素测定

B. 三碘甲腺原氨酸（T_3）抑制试验

C. 血清甲状腺素测定

D. 甲状腺^{131}I 摄取率

E. 垂体促甲状腺激素（TSH）测定

19. 下列关于腰椎穿刺术的描述，哪项是错误的

A. 一般选择第 3~4 腰椎间隙

B. 穿刺部位皮肤软组织或脊柱有感染者，禁忌腰椎穿刺术

C. 患者术后应去枕平卧 8~12 小时

D. 术后常见不良反应为头痛、恶心、呕吐或眩晕等

E. 术中患者采取侧卧、背部齐床沿、头向前屈、膝关节屈曲、双手抱紧膝部的姿势

20. 清创术的最好时机是伤后

A. 6~8 小时内

B. 8~10 小时内

C. 10~12 小时内

D. 24 小时内

E. 48 小时内

21. 膀胱结石的排尿特点是

A. 尿等待

B. 滴出尿液

C. 尿射程变短

D. 尿线中断

E. 尿线变细

22. 妊娠合并急性阑尾炎的处理原则是

A. 保胎治疗

B. 抗生素抗感染

C. 中医治疗

D. 及时手术

E. 针灸治疗

23. 早期食管癌的症状是

A. 腹水

B. 恶心、呕吐

C. 食物停滞感或异物感

D. 进行性吞咽困难

E. 持续性胸痛或背痛

24. 雷尼替丁抑制胃酸分泌的作用机制是

A. 与溃疡面结合形成保护屏障

B. 抑制壁细胞分泌 H^+,K^+-ATP 酶

C. 与盐酸作用形成盐和水

D. 通过选择性竞争结合 H_2受体，使壁细胞分泌胃酸减少

E. 可刺激局部内源性前列腺素的合成

25. 颅内压升高的患者临床应用脱水药以降低颅内压，一般用 20%甘露醇 250ml 应在多长时间内静脉滴注完毕

A. 20 分钟内

B. 30 分钟内

C. 40 分钟内

D. 50 分钟内

E. 60 分钟内

26. 抗休克治疗中体表灌流情况的标志是
A. 精神状态
B. 血压
C. 皮肤温度、色泽
D. 心率
E. 尿量

27. 保存断肢的适宜温度为
A. -8℃
B. -4℃
C. 0℃
D. 4℃
E. 8℃

28. 下列对下肢静脉曲张能否手术治疗有决定意义的检查是
A. 交通静脉瓣膜功能试验
B. 大隐静脉瓣膜功能试验
C. 肢体抬高试验
D. 直腿抬高试验
E. 深静脉通畅试验

29. 同时患有支气管哮喘的高血压患者不能使用下列哪种抗高血压药
A. 呋塞米
B. 阿替洛尔
C. 硝苯地平
D. 卡托普利
E. 哌唑嗪

30. 某患者，测得基础代谢率是+25%，其甲状腺功能为
A. 正常
B. 轻度甲状腺功能亢进症（甲亢）
C. 中度甲亢
D. 重度甲亢
E. 偏低

31. 类风湿关节炎患者出现颈痛、双手感觉异常和力量减弱、腱反射亢进、霍夫曼征阳性，应首选下列哪种检查
A. 红细胞沉降率（ESR）
B. C反应蛋白（CRP）
C. 类风湿因子（RF）
D. 摄颈椎正、侧位X线片
E. 颈椎CT

32. 烧伤患者第2个24小时的输液量，应为第1个24小时输液量的
A. 总量相同
B. 总量的1/2
C. 总量的2/3
D. 胶、晶体液的各1/2量，加生理需要量不变
E. 胶、晶体液量不变，加生理需要量的1/2

33. 关于结核病的治疗，哪项错误
A. 应坚持早期、联合、大量、规律和全程用药
B. 结核中毒症状严重者，可以使用糖皮质激素
C. 病灶部分硬结，结核分枝杆菌阴性者，可先观察
D. 吡嗪酰胺能杀灭吞噬细胞内的结核分枝杆菌
E. 初治病例如条件允许，尽量采用短程化学治疗

34. 下列各类结核患儿中，不应该出现结核菌素试验阴性的是
A. 初次感染4~8周
B. 严重结核病
C. 1岁以内婴儿

D. 合并麻疹

E. 合并重度营养不良

35. 为清除肝硬化患者肠内积血，灌肠首选哪种液体

A. 温开水

B. 生理盐水

C. 稀醋酸溶液

D. 碳酸氢钠溶液

E. 肥皂水

36. 小儿急性颅内压升高的治疗原则不包括

A. 脱水治疗

B. 侧脑室引流

C. 病因治疗

D. 液体疗法

E. 低温亚冬眠疗法

37. 应用环磷酰胺治疗慢性肾小球肾炎，应特别注意

A. 胃肠道反应

B. 血压升高

C. 继发感染

D. 出血性膀胱炎

E. 低血钾

38. 肺炎链球菌肺炎剧烈胸痛者宜取

A. 平卧位

B. 半卧位

C. 坐位

D. 患侧卧位

E. 健侧卧位

39. 关于急性胰腺炎时血尿淀粉酶改变的叙述，错误的是

A. 尿淀粉酶增高迟于血清淀粉酶

B. 尿淀粉酶下降较血清淀粉酶晚

C. 尿淀粉酶测定值大于 200 索氏单位有诊断意义

D. 出血坏死性胰腺炎血淀粉酶可正常

E. 淀粉酶的高低与病变轻重不一定成正比

40. 网织红细胞计数减少，主要见于

A. 缺铁性贫血

B. 出血性贫血

C. 再生障碍性贫血

D. 溶血性贫血

E. 巨幼细胞贫血

41. 闭合性腹部损伤时，有助于判断损伤脏器的辅助检查是

A. 超声检查

B. 血常规和红细胞压积

C. 腹腔动脉造影

D. 腹腔穿刺或灌洗检查

E. X 线检查

42. 在面部“危险三角区”的疖，最危险的并发症是

A. 眼球感染

B. 毒血症

C. 面部蜂窝织炎

D. 海绵状静脉窦炎

E. 窒息

43. 恶性肿瘤患者放射治疗期间血小板低于 80×10^9/L 时，首先应

A. 暂停放疗

B. 加强营养

C. 少量输血

D. 减少放射量

E. 服用升血小板药物

44. 诊断甲状腺功能亢进症最敏感的指标是

A. 基础代谢率测定

B. T_3 抑制试验

C. 甲状腺 ^{131}I 摄取率测定

D. T_3 测定

E. 血清促甲状腺素（TSH）测定

45. 上消化道出血伴休克时，首要的治疗措施是

A. 禁食

B. 积极补充血容量

C. 胃镜止血

D. 介入治疗

E. 气囊管压迫止血

46. 新生儿寒冷损伤综合征的病因不包括

A. 新生儿体温调节中枢不成熟

B. 体表面积大

C. 棕色脂肪储存不足

D. 新生儿皮下脂肪以不饱和脂肪酸含量多

E. 血管丰富，易散热

47. 下列防治类风湿关节炎的要点中哪项是错误的

A. 使用阿司匹林等非甾体抗炎药

B. 缓解晨僵和疼痛等关节症状

C. 长期持续坚持使用肾上腺糖皮质激素

D. 适当选用免疫抑制药

E. 注意锻炼关节功能

48. 中心静脉压正常值是

A. 2～3cmH_2O

B. 3～4cmH_2O

C. 4～5cmH_2O

D. 5～12cmH_2O

E. 12～15cmH_2O

49. 下列补钾措施中，错误的是

A. 尿量要在 40ml/h 以上

B. 氯化钾的浓度一般不超过 0.3%

C. 可以直接静脉推注

D. 速度不可过快

E. 每日补钾总量为 3～6g

50. 植入心脏起搏器的患者，生活中需要特别注意

A. 医源性损伤

B. 预防跌倒

C. 防止烫伤

D. 采用保护措施

E. 远离微波

51. 急性中毒的处理原则，下列哪项不妥

A. 吸入性中毒立即撤离现场

B. 皮肤黏膜沾染中毒尽快冲洗

C. 口服腐蚀剂者不应催吐

D. 服毒超过 6 小时禁忌洗胃

E. 洗胃后可进行导泻

52. 急性心肌梗死 24 小时内应禁用的药物是

A. 呋塞米

B. 利多卡因

C. 硝酸甘油

D. 洋地黄

E. 尿激酶

53. 能反映患者取血前 8～12 周血糖平均水平的检查是

A. 尿糖

B. 随机血糖

C. 口服葡萄糖耐量试验

D. 糖化血红蛋白

E. 餐后 2 小时血糖

54. 心搏骤停最容易发生病理变化的器官是

A. 肺

B. 肾

C. 肝

D. 脑

E. 心

55. 老年性阴道炎进行阴道灌洗常用的药液是

A. 1%乳酸溶液

B. 2%~4%碳酸氢钠溶液

C. 0.1%苯扎溴铵溶液

D. 0.1%呋喃西林溶液

E. 生理盐水

56. 急性肾炎的临床表现正确的描述是

A. 多发于1~3岁的小儿

B. 发病前3天常有感染史

C. 常出现少尿、血尿及高血压

D. 发病4周后尿量增多

E. 血清补体增高

57. 下列哪项不是触诊内容

A. 肢体末梢湿度

B. 心包摩擦音

C. 腹部包块的位置

D. 颈部淋巴结的移动度

E. 心前区震颤

58. 下列为肾病综合征最易并发的血栓是

A. 髂静脉血栓

B. 下肢静脉血栓

C. 肾静脉血栓

D. 冠状动脉血栓

E. 下肢动脉血栓

59. 车祸现场有下列伤员，应先抢救的是

A. 脑挫伤

B. 张力性气胸

C. 小腿挫裂伤

D. 肠穿孔

E. 上肢开放性骨折

60. 患者呼吸气味中有大蒜味，应考虑

A. 尿毒症

B. 酮症酸中毒

C. 有机磷农药中毒

D. 肺癌

E. 支气管感染

61. 患者，男，69岁。原发性高血压史25年，今晨因患者神志不清，右侧肢体活动不灵活入院。查体：体温39.5℃，血压180/110mmHg，意识模糊，双侧瞳孔不等大，右上下肢肌力1级。该患者医师确诊为脑出血，其首选的治疗措施是

A. 吸氧

B. 肢体康复治疗

C. 快速降低颅内压

D. 抗感染

E. 止血药

62. 患者，女，30岁。因急性阑尾炎在某医院抗感染治疗1周，今日突然全腹疼痛，腹膜刺激征（+），体温39℃。考虑是

A. 阑尾周围脓肿

B. 门静脉炎

C. 肝脓肿

D. 急性腹膜炎

E. 腹腔脓肿

63. 患儿，8月龄。诊断为重症佝偻病，用维生素D突击疗法已满3个月。其预防量每日应给维生素D

A. 200U
B. 300U
C. 400~800U
D. 900~1000U
E. 1000~1200U

64. 患者，男，32 岁。因急性黄疸型肝炎住院，此时的护理措施不妥当的是
A. 接触患者应穿隔离衣
B. 患者的排泄物倒入马桶中冲洗
C. 护理患者前后均应洗手
D. 给予低脂肪食物
E. 患者剩余的饭菜可用漂白粉混合搅拌后倒掉

65. 患者，女，52 岁。反复呕吐，不能进食 3 日，今日软弱无力，腹胀难忍，膝腱反射减弱。心电图 T 波低平，出现 U 波。诊断为
A. 低钾血症
B. 高钾血症
C. 酸中毒
D. 碱中毒
E. 脱水

66. 患者，女，30 岁。妊娠 29 周，半夜睡醒突然发现自己睡在血泊之中，到达医院时已接近休克状态。此患者最可能的诊断是
A. 完全性前置胎盘
B. 部分性前置胎盘
C. 边缘性前置胎盘
D. 胎盘早剥
E. 胎膜早破

67. 患者，女，30 岁。已婚，放置宫内节育器 2 年，停经 48 天，少量阴道流血 3 天，突然右下腹剧烈撕裂样疼痛，血压 80/40mmHg，右下腹压痛，反跳痛明显，但肌紧张不明显。妇科检查：后穹隆饱满，宫颈举痛（+），宫口闭合，子宫正常大小，呈飘浮感，双附件触诊不满意。本病例最可能的诊断是
A. 输卵管妊娠
B. 黄体破裂
C. 卵巢囊肿蒂扭转
D. 急性阑尾炎
E. 先兆流产

68. 患者，男，20 岁。闭合性腹部损伤 2 小时，腹痛，血压 80/60mmHg，脉搏 125 次/分，腹腔抽出不凝固血液。目前主要的处理原则是
A. 密切观察病情变化
B. 禁食，持续胃肠减压
C. 输血、输液、抗休克
D. 应用有效的抗生素
E. 抗休克同时剖腹探查

69. 患者，女，20 岁。因支气管哮喘入院，经治疗后缓解，护士进行饮食指导时嘱其应避免摄入的可能诱发支气管哮喘的食物不包括
A. 鱼、虾
B. 鸡蛋
C. 牛奶
D. 肉类
E. 蟹

70. 患者，女，69 岁。高血压病史 19 年，近期由于劳累血压波动较大，为该患者测血压应
A. 定血压计、定部位、定时间、定

护士

B. 定血压计、定部位、定时间、定听诊器

C. 定听诊器、定部位、定时间、定体位

D. 定血压计、定部位、定时间、定体位

E. 定护士、定部位、定时间、定体位

71. 患者，女，24 岁。诊断为支气管扩张症。胸部 X 线片提示病变位于右肺下叶外底段，体位引流应选择的合适体位是

A. 取坐位或健侧卧位

B. 左侧卧位，床头抬高 30~50cm

C. 右侧卧位，床头抬高 30~50cm

D. 左侧卧位，床脚抬高 30~50cm

E. 右侧卧位，床脚抬高 30~50cm

72. 患儿，女，10 岁。母亲主诉女孩在跨椅子时突然摔倒，下身疼痛，经检查可见外阴部有紫蓝色块状物突起，压痛明显。应采取的治疗原则是

A. 紧急输液、输血

B. 加用大量的抗生素

C. 镇痛、止血、抗休克和抗感染

D. 应立刻进行冷敷，使血管收缩，减少出血

E. 按医嘱及时给予镇静药

73. 患者，男，50 岁。患肺结核病，突然出现喷射性大咯血，继而突然中断，表情恐怖，大汗淋漓。此时首要的护理措施是

A. 立即取半卧位

B. 加压给氧

C. 立即气管插管

D. 保持呼吸道通畅，清除血块

E. 人工呼吸

74. 患者，女，50 岁。胆石症多年。3 天前腹痛、寒战、高热和黄疸，在门诊抗生素静脉滴注效果不显著，今日患者神志不清，血压 79/50 mmHg。考虑为

A. 急性坏疽性胆囊炎

B. 胆总管结石

C. 胆囊穿孔致腹膜炎

D. 急性重症胆管炎

E. 胆道蛔虫伴感染

75. 患者，女，29 岁，已婚。停经 9 周，下腹阵发性剧痛 6 小时伴阴道多量流血，超过月经量。检查宫口开大 2cm。最恰当的处置是

A. 等待观察

B. 肌内注射或静脉滴注缩宫素

C. 肌内注射黄体酮

D. 负压吸引术

E. 卧床休息

76. 患儿，男，5 月龄。咳嗽时腹股沟区可见一梨形肿块，平卧休息时肿块消失。目前较适宜的治疗措施是

A. 暂不手术，采用绷带压住腹股沟管深环，防止疝块突出

B. 单纯疝囊高位结扎术

C. 应用弗格森（Fergusson）疝修补术加强腹股沟前壁

D. 经腹腔镜进行疝修补术

E. 应用巴西尼（Bassini）疝修补术修补或加强腹股沟后壁

77. 患者，男，40 岁。时常胸痛，因其总认为自己身强力壮，没有在意。今日下午

在劳动时出现胸骨后压榨性疼痛，而且不能忍受，瞬间大汗淋漓，急诊入院，诊断为急性下壁心肌梗死。下列护理措施错误的是

A. 少食多餐，不宜过饱

B. 减少或停止探视

C. 每小时翻身按摩一次

D. 避免不良刺激

E. 绝对卧床休息

78. 患者，男，51 岁。因肝硬化腹水入院，放腹水 3000ml 后出现睡眠时间倒错，昼睡夜醒，狂躁不安；扑翼样震颤阳性；脑电图异常。下列哪项治疗措施不适当

A. 限制或禁食蛋白质

B. 给予巴比妥类镇静药

C. 纠正水、电解质平衡紊乱

D. 口服乳果糖

E. 补充谷氨酸钾

79. 患儿，女，7 岁。尿频、尿急 5 天，伴寒战。体温 39.0℃，双肾区叩击痛。为明确诊断，首选的辅助检查是

A. 尿培养

B. 尿常规

C. 1 小时尿白细胞排泄率测定

D. 血培养

E. 双肾 B 超

80. 患者，男，18 岁。患进行性肌营养不良 3 年，走路左右摇摆，该患者的步态是

A. 醉酒步态

B. 蹒跚步态

C. 共济失调步态

D. 剪刀步态

E. 间歇性跛行

81. 患儿，男，3 岁。无明显结核症状，结核菌素试验阳性，胸部 X 线片呈典型哑铃“双极影”，该患儿应使用的治疗方法是

A. 短程疗法

B. 标准疗法

C. 强化疗法

D. 预防性化疗

E. 巩固治疗

82. 女，30 岁。结婚 4 年未孕，平素下腹隐痛，经期加重，阴道后穹隆触痛明显。为确诊，最可靠的辅助检查是

A. 腹腔镜检查

B. 子宫输卵管碘油造影

C. 超声检查

D. 诊断性刮宫

E. 宫腔镜检查

83. 某妇女因有接触性出血 1 个月来进行宫颈活体组织检查，术后护理要点正确的是

A. 12 小时后自行取出棉球

B. 避免性生活 2 周

C. 避免盆浴 4 周

D. 常规服用抗生素，预防感染

E. 术后 1 周出血量大于月经量属于正常

84. 患者，男，76 岁。因急性心肌梗死院外发生心搏骤停而住院治疗，心电监测发现心室颤动，给予除颤、心肺复苏和脑复苏，目前患者浅昏迷，血压（80 ~ 90）/（50 ~ 60）mmHg，尿量少于

30ml/h，呋塞米静脉注射后仍少尿。错误的复苏后处理是

A. 保持患者呼吸道通畅
B. 静脉大量补液
C. 严密心电监测
D. 预防呼吸及泌尿系统感染等并发症
E. 定期监测水、电解质水平及血气分析结果

85. 患儿，男，9月龄。腹泻2天，每日排便15~16次，呈蛋花汤样，精神萎靡，泪少，尿少，呼吸快，唇红，血钠138mmol/L，皮肤弹性差。诊断为

A. 轻度等渗脱水，酸中毒
B. 中度低渗脱水，酸中毒
C. 重度低渗脱水，酸中毒
D. 中度等渗脱水，酸中毒
E. 重度等渗脱水，酸中毒

86. 患者，女，29岁。免疫性血小板减少症患者，经足量糖皮质激素治疗半年无效。针对这一情况，下一步治疗多选用

A. 脾切除
B. 免疫抑制药
C. 血浆置换
D. 输新鲜血
E. 雄激素

87. 产妇，第一胎，妊娠39周。阴道流液持续半天，无宫缩，胎心134次/分，考虑胎膜早破。对该患者护理错误的是

A. 应绝对卧床休息
B. 先露浮时应抬高床尾
C. 尽量多取侧卧位
D. 保持清洁，给予灌肠
E. 给消毒会阴垫

88. 患者，女，29岁。妇科手术后留有引流管，以下对于引流管的护理不正确的是

A. 引流管需要每日更换
B. 每日监测体温3次，及早发现感染症状
C. 保持引流管通畅
D. 随时观察引流液的性质和量
E. 引流瓶应隔日更换

B1 型题

答 题 说 明

以下提供若干组考题，每组考题共同使用在考题前列出的A、B、C、D、E 5个备选答案。请从中选择1个与考题关系密切的答案，并在答题卡上将相应题号的相应字母所属的方框涂黑。每个备选答案可能被选择一次、多次或不被选择。

（89~90题共用备选答案）

A. 具有正性肌力及减慢心率的作用
B. 扩张小动脉和小静脉
C. 阻碍钠、钾、氯化物的重吸收
D. 抑制血管紧张素Ⅱ的生成，扩张小动脉

E. 减慢心率，降低心肌收缩力，减少心肌耗氧

89. 氢氯噻嗪的作用机制是

90. 卡托普利的作用机制是

（91~92 题共用备选答案）

A. 局限性腹壁痛、肿痛和压痛、皮下瘀斑

B. 腹直肌僵直、压痛

C. 有胃肠道症状，稍后出现全身性感染、明显腹膜炎体征

D. 出血性表现和腹膜炎表现均明显存在

E. 脏器损伤患者血压偏低，经一般处理仍迅速发生休克

91. 腹内实质脏器破裂表现为

92. 空腔脏器破裂表现为

（93~95 题共用备选答案）

A. 支气管哮喘

B. 肺结核

C. 支气管肺癌

D. 支气管扩张症

E. 阻塞性肺气肿

93. 胸部听到局限而固定的湿啰音常见于

94. 锁骨上、下部位在咳嗽后听到湿啰音常见于

95. 骨、关节病变或内分泌紊乱等常见于

（96~98 题共用备选答案）

A. 吻合口梗阻

B. 吻合口出血

C. 十二指肠残端破裂

D. 倾倒综合征

E. 空肠输出袢梗阻

96. 胃大部切除术后 3 天，突然出现上腹痛、高热和腹肌紧张见于

97. 呕吐物含胆汁和食物见于

98. 胃大部切除术后，进食后 20 分钟出现乏力、心悸、出汗，平卧后缓解见于

（99~100 题共用备选答案）

A. 输血

B. 糖皮质激素

C. 雄激素

D. 免疫抑制药

E. 脾切除

99. 治疗非重型再生障碍性贫血，首选

100. 治疗原发免疫性血小板减少症，首选

参考答案

第二单元　相关专业知识

1. B　2. C　3. C　4. D　5. B　6. C
7. C　8. D　9. B　10. A　11. C　12. A
13. E　14. B　15. C　16. E　17. E
18. B　19. C　20. A　21. D　22. D
23. C　24. D　25. B　26. C　27. D
28. E　29. B　30. B　31. D　32. D
33. A　34. C　35. C　36. B　37. D
38. D　39. C　40. C　41. D　42. D
43. A　44. E　45. B　46. D　47. C
48. D　49. C　50. E　51. D　52. D
53. D　54. D　55. A　56. C　57. B
58. C　59. B　60. C　61. C　62. D
63. C　64. B　65. A　66. A　67. A
68. E　69. D　70. D　71. D　72. C
73. D　74. D　75. D　76. A　77. C
78. B　79. A　80. B　81. B　82. A
83. C　84. B　85. D　86. A　87. D
88. E　89. C　90. D　91. E　92. C
93. D　94. B　95. C　96. C　97. E
98. D　99. C　100. B

解　析

扫码查看
相关内容

203-4 第四单元

全国护理学初级（师）资格考试
优选卷（二）

护理学初级（师）

（报考类别代码：203）

考试日期：20××年××月××日
考试时间：120 分钟

考生姓名：________
准考证号：________

中国协和医科大学出版社
北 京

第四单元
专业实践能力

A1/A2 型题

答题说明

以下每一道考题下面有 A、B、C、D、E 5 个备选答案。请从中选择 1 个最佳答案，并在答题卡上将相应题号的相应字母所属的方框涂黑。

1. 如护理人员窃取、盗卖麻醉药品，此类行为构成了
   A. 故意犯罪
   B. 盗窃公共财产罪
   C. 贩毒罪
   D. 渎职罪
   E. 医疗事故
2. 对纽曼健康系统模式论弹性防线的正确描述是
   A. 距正常防线越远其缓冲、保护作用越强
   B. 距抵抗线越远其缓冲、保护作用越强
   C. 位于正常防线与抵抗线之间
   D. 可伸缩并在短时间内可以发生变化
   E. 受到压力源侵犯时表现出稳定性降低和疾病
3. 下列选项中不会引起运动障碍的是
   A. 脑卒中
   B. 隔离
   C. 梦游症
   D. 疼痛
   E. 关节炎
4. 输液过程中，患者突然呼吸困难、气促、咳血性泡沫痰的原因是
   A. 输入变质液体
   B. 输入药液浓度过高
   C. 输入致热物质
   D. 输液速度过快
   E. 输入空气栓子
5. 下列维生素与其生理功能对应正确的是
   A. 维生素 A——调节体内钙、磷代谢
   B. 维生素 B_2——参与物质代谢过程的氢传递
   C. 维生素 E——维持视紫红质合成速度
   D. 维生素 PP——参与合成肾上腺素
   E. 维生素 B_6——促进红细胞发育和成熟
6. 膀胱冲洗过程中患者出现疼痛，护士首先应
   A. 停止冲洗
   B. 报告医师
   C. 调慢冲洗滴速
   D. 心理辅导，告知其为冲洗压力导致

E. 夹闭冲洗导管，放开引流管

7. 无菌持物钳的湿式保存法，消毒液浸泡达到的高度为

A. 持物钳轴关节

B. 持物钳轴关节下 2~3cm

C. 持物钳轴关节上 2~3cm

D. 持物钳的 1/3

E. 没入整钳

8. 温水（或乙醇）擦浴时，下列禁忌擦浴的部位是

A. 面部、心前区、腹部、足部

B. 心前区、腹部、后颈、足底

C. 面部、心前区、背部、腋窝、手心

D. 腘窝、腋窝、肘窝、腹股沟

E. 肘窝、手心、腹股沟、腘窝

9. 关于影响尿量减少的因素，下列说法错误的是

A. 出汗多时尿量可减少

B. 饮水多时尿量可增多

C. 剧烈运动时尿量可减少

D. 食物中蛋白质增多时尿量减少

E. 茶与咖啡有利尿作用

10. 呼吸机撤离的指征不包括

A. 神志清楚，生命体征稳定

B. 呼吸困难的症状消失，缺氧完全纠正

C. 转氨酶正常

D. 心功能良好

E. 血气分析基本正常

11. 破伤风抗毒素（TAT）特异性免疫疗法是将 1ml 的 TAT 分次少量注射，第 3 次注射的 TAT 剂量是

A. 0.1ml

B. 0.2ml

C. 0.3ml

D. 0.4ml

E. 0.5ml

12. 尸斑出现在死亡后

A. 2~4 小时

B. 2~6 小时

C. 4~6 小时

D. 6~8 小时

E. 2~3 小时

13. 心肺复苏时，下列胸外心脏按压操作哪项不正确

A. 按压部位在胸骨下半部

B. 双手相叠按压

C. 每次按压胸骨下陷 5~6cm

D. 每分钟 100~120 次

E. 与人工呼吸配合的比率为 2：1

14. 根据阴阳学说，下列属阴的是

A. 运动的

B. 温热的

C. 明亮的

D. 下降的

E. 兴奋的

15. 在传染病区内属于清洁区的是

A. 更衣室

B. 检验室

C. 消毒室

D. 病房

E. 病区走廊

16. 护士指导偏瘫患者穿脱衣服时，哪项方法是错误的

A. 穿开身衣服

B. 先穿健侧

C. 先脱健侧

D. 服装应宽松

E. 必要时衣服可使用褡扣

17. 对氧气湿化瓶的处理不妥的是

A. 装入冷开水

B. 瓶内水量为 2/3 满

C. 通气管浸入液面下

D. 雾化吸入时瓶内不放水

E. 湿化瓶定时更换

18. 在倾听中，不可取的是

A. 全神贯注

B. 集中精神

C. 不随意打断患者谈话

D. 急于作判断

E. 保持目光持续性接触

19. 休克患者微循环衰竭期典型的临床表现是

A. 表情淡漠，皮肤苍白

B. 尿量减少

C. 血压下降

D. 脉搏增快

E. 弥散性血管内凝血

20. 使用简易呼吸器前，首要的步骤是

A. 清除呼吸道分泌物

B. 松开领口腰带

C. 俯卧，人工呼吸

D. 氧气吸入

E. 使用呼吸中枢兴奋药

21. 佩普劳将护患关系的发展分为 4 个时期，其中不包括

A. 熟悉期

B. 确定期

C. 开拓期

D. 解决期

E. 结束期

22. 全身微循环障碍的患者禁忌使用冷疗的理由是

A. 冷疗会引起患者出现红斑、荨麻疹

B. 因冷疗可降低血液循环影响创面愈合

C. 冷疗引起反射性心率减慢，导致心房颤动

D. 冷疗引起患者局部血流减少，关节疼痛

E. 冷疗导致局部组织缺血缺氧而变性坏死

23. 尸绿最先出现的部位是

A. 颜面部

B. 枕后及颌下

C. 右下腹

D. 会阴区

E. 足底

24. 某房间长 4m、宽 3m、高 3m，用食醋熏蒸消毒空气，食醋用量为

A. 100ml

B. 120ml

C. 140ml

D. 160ml

E. 180ml

25. 护士对患者进行评估时，不属于资料来源的选项是

A. 患者

B. 病历

C. 患者家属

D. 护士的主观判断

E. 经治医师

26. 冬季用药，慎用寒性药，其理论依据是
A. 因人制宜
B. 因时制宜
C. 因地制宜
D. 治病求本
E. 祛除邪气

27. 热力消毒灭菌法的原理是
A. 抑制细菌代谢和生长
B. 使微生物的蛋白及酶变性凝固
C. 使微生物的蛋白质发生光解反应
D. 破坏细菌膜的结构，改变细胞膜通透性
E. 干扰细菌酶的活性

28. 取避污纸的正确方法是
A. 掀页撕取
B. 由页面抓取
C. 由别人代取再传递
D. 必须掀起页面再抓取
E. 随便撕取无影响

29. 在压力理论中，“不祥的预感”属于
A. 心理性压力源
B. 生理性压力源
C. 社会性压力源
D. 物理性压力源
E. 文化性压力源

30. 护士为患者进行热疗时，正确的做法是
A. 温水擦浴时水温应为 27~37℃
B. 热水坐浴时水温应为 50~60℃
C. 麻醉未清醒的患者应用热水袋温度为 60~80℃
D. 热湿敷时水温应为 50~60℃
E. 温水浸泡时水温应为 50℃

31. 用约束带时，应重点观察
A. 体位是否舒适
B. 约束带是否结实
C. 局部皮肤颜色及温度
D. 神志是否清楚
E. 衬垫是否垫好

32. 某护士准备为患者肌内注射，其手可触碰无菌注射器的哪些部位
A. 针栓、活塞柄
B. 针梗、活塞轴
C. 针尖、针栓
D. 活塞柄、针梗
E. 针尖、针筒

33. 服用后宜多饮水的药物是
A. 健胃消食片
B. 止咳糖浆
C. 对乙酰氨基酚
D. 硫酸亚铁
E. 地高辛

34. 使用吸引器为患者进行吸痰时，正确的是
A. 操作者站在患者头侧，协助患者抬颈，使头后仰
B. 一手捏导管末端，一手持吸痰导管头端插入患者口腔
C. 昏迷患者应尽早气管切开，方便呼吸道管理
D. 气管切开者应严格无菌操作，先吸口鼻，再吸气管套管处
E. 吸痰过程中随时观察呼吸频率的改变

35. 下列患者可实施大量不保留灌肠的是
A. 心肌梗死患者
B. 高热患者降温时

C. 急腹症

D. 消化道出血

E. 妊娠早期

36. 压力源刺激引起的生理反应，下述哪项正确

A. 血压降低

B. 胃肠蠕动增加

C. 肌肉张力减低

D. 呼吸减慢

E. 括约肌失去控制

37. 用10%水合氯醛灌肠时，肛管插入肛门至直肠的长度是

A. 6~7cm

B. 7~10cm

C. 10~15cm

D. 15~20cm

E. 20~25cm

38. 下列哪种人群可以注册执业护士

A. 无完全民事能力者

B. 色盲

C. 违反《护士执业注册管理办法》被中止或取消注册的

D. 双腿残疾

E. 近视

39. 对心搏呼吸停止的患者实施仰头抬颈法是为了

A. 清除口腔异物以便打开气道

B. 解除舌肌肉松弛以便打开气道

C. 使舌体离开咽部以便打开气道

D. 加大咽喉部通道的弧度以便打开气道

E. 减轻咽部肌肉痉挛以便打开气道

40. 宜装瓶盖紧的药物是

A. 糖衣片

B. 维生素

C. 氨茶碱

D. 疫苗

E. 盐酸肾上腺素

41. 护患关系的中心是

A. 患者的病情

B. 患者的需求

C. 护士的人员编制

D. 护士的需求

E. 医师的医嘱

42. 在药品的保管原则中，描述不正确的一项是

A. 内服药、注射药、外用药应分类放置

B. 易挥发、潮解的药物，需装有色瓶内，放于暗处

C. 易燃易爆药物应单独存放，放于阴凉处

D. 贵重药、麻醉药需加锁，专人管理

E. 生物制品保存在2~10℃环境

43. 股静脉穿刺的部位一般选在

A. 股动脉外侧

B. 股动脉内侧

C. 股神经外侧

D. 腹股沟韧带外侧0.5cm

E. 腹股沟韧带内侧0.5cm

44. 下述用氧方法正确的是

A. 氧气筒应至少距火炉1m、暖气5m

B. 氧气表及螺旋口上应涂润滑油

C. 用氧时，先插入鼻导管再调节氧流量

D. 停用氧时，先拔出鼻导管再关闭氧

气开关

E. 持续用氧者，每周更换鼻导管 2 次

45. 适用高蛋白质饮食的患者是

A. 肾病综合征患者

B. 急性肾炎患者

C. 高脂血症患者

D. 肝性脑病患者

E. 肝硬化腹水患者

46. 护士与患者沟通时，正确而有效的行为是

A. 不评论患者所谈到的内容

B. 及时陈述自己的观点和看法

C. 避免目光的直接接触

D. 当患者叙述过多时及时转换话题

E. 患者担心疾病预后时，应立即作出保证

47. 禁用于乐果中毒洗胃的溶液是

A. 生理盐水

B. 高锰酸钾溶液

C. 鞣酸溶液

D. 碳酸氢钠溶液

E. 茶叶水

48. 输注前不需要做交叉配血试验的是

A. 库存血

B. 洗涤红细胞

C. 血小板浓缩液

D. 白细胞浓缩液

E. 新鲜血浆

49. 通过分散患者注意力的方法达到消除紧张情绪、减轻疼痛、缓解和促进睡眠的目的。称为

A. 心理治疗

B. 无痛治疗

C. 运动治疗

D. 松弛疗法

E. 控制术

50. 1∶2 液为

A. 1/2 张

B. 2/3 张

C. 1/3 张

D. 1/4 张

E. 等张

51. 整理资料的 4 个步骤依次是

A. 整理分类、复查、核实、比较分析

B. 整理分类、比较分析、复查、核实

C. 复查、核实、整理分类、比较分析

D. 比较分析、复查、核实、整理分类

E. 比较分析、整理分类、复查、核实

52. 肛管排气时，下列操作不当的是

A. 肛管插入直肠 15~18cm

B. 排气管插入水瓶液面以下

C. 橡胶管留出足够翻身的长度

D. 排气不畅时更换体位，按摩腹部

E. 保留肛管 1 小时左右，以充分排气

53. 患者取坐位时，最易发生压力性损伤的部位是

A. 髋部

B. 骶尾部

C. 髂前上棘处

D. 坐骨结节处

E. 脊椎棘突处

54. 使用冰袋为高热患者降温时应将冰袋放在

A. 颈前额下

B. 足底部

C. 背部

D. 前额、头顶部和体表大血管流经处
E. 枕后部

55. 下列情况属于医疗事故的是
A. 为患者输注人血白蛋白导致患者感染丙型病毒性肝炎
B. 为青霉素皮肤试验阴性患者输注青霉素后，患者出现变应性休克
C. 为心搏骤停患者做胸外心脏按压时，导致患者胸骨骨折
D. 医务人员擅自离岗，贻误患者抢救时机，导致患者死亡
E. 家属拒绝护士执行治疗和护理，导致患者死亡

56. 医院的饮食种类分为 3 类，下列叙述正确的一组是
A. 普通饮食、病号饮食、治疗饮食
B. 流质饮食、半流质饮食、普通饮食
C. 基本饮食、试验饮食、要素饮食
D. 基本饮食、治疗饮食、要素饮食
E. 基本饮食、治疗饮食、试验饮食

57. 下列选项中不符合糖类生理功能的是
A. 保护脏器，维持体温
B. 构成神经和细胞
C. 抗生酮作用
D. 节省蛋白质
E. 保肝解毒

58. 危险的护理诊断常用的陈述方式是
A. P 公式
B. PS 公式
C. SE 公式
D. PE 公式
E. PSE 公式

59. 在护理诊断陈述的 PSE 公式中“P”表示的含义是
A. 分类
B. 诊断名称
C. 相关因素
D. 临床表现
E. 实验室检查

60. 患者，男，34 岁。结核病，医嘱链霉素治疗，链霉素皮肤试验发生变应性休克而出现中枢神经系统症状。其原因是
A. 肺水肿
B. 肾衰竭
C. 脑组织缺氧
D. 有效循环血容量锐减
E. 毛细血管扩张，通透性增加

61. 患者，女，43 岁。烈日下中暑，体温 41.5℃，遵医嘱灌肠为患者降温。正确的做法是
A. 选用 0.1%~0.2%肥皂水
B. 用 4℃的 0.9%氯化钠溶液
C. 灌肠液量每次少于 500ml
D. 灌肠时患者取右侧卧位
E. 灌肠后患者保留 1 小时排便

62. 患者，男，24 岁。工作时不慎扭伤踝关节，半小时后来院就诊。正确的处理方法是
A. 冷敷
B. 热敷
C. 冷热交替使用
D. 热水足浴
E. 局部按摩

63. 患者，男，36 岁。因脑外伤急诊入院已 3 天。患者呈睡眠状态，可以被唤醒但随即入睡，可以回答问题但有时不正

确。此时患者的意识状态是

A. 浅昏迷

B. 昏睡

C. 嗜睡

D. 意识模糊

E. 谵妄

64. 患者，女，33 岁。发热 4 天，体温 40℃，伴神志不清，反复抽搐，瞳孔对光反射迟钝。考虑流行性乙型脑炎，应施行

A. 接触性隔离

B. 呼吸道隔离

C. 昆虫隔离

D. 保护性隔离

E. 消化道隔离

65. 患者，女，47 岁。低血容量性休克。观察中突发动脉血压降低，中心静脉压为 $16cmH_2O$。提示病情为

A. 心功能不全

B. 肾功能不全

C. 脑功能不全

D. 外周血管过度收缩

E. 血容量不足

66. 患者，女，60 岁。因尿失禁留置导尿管，导尿管引流通畅但尿色黄、混浊，医嘱抗感染治疗。护理方面应注意

A. 热敷下腹部

B. 定时更换卧位

C. 经常清洗尿道口

D. 鼓励多饮水冲洗膀胱

E. 立即拔出导尿管

67. 患儿，男，5 岁。低钙抽搐需用钙剂治疗，护士从固定位置取出 10% 葡萄糖酸钙，认为凭经验不会错而未查对药物，该患儿接受静脉推注过程中死亡，经查实推注的是 10% 氯化钾。此行为属于

A. 侵权行为

B. 故意犯罪

C. 过失犯罪

D. 侵犯行为

E. 渎职罪

68. 患者，女，78 岁。行保留灌肠时溶液的量不应超过

A. 50ml

B. 100ml

C. 200ml

D. 500ml

E. 1000ml

69. 患者，男，54 岁。患胰腺癌广泛转移，病情日趋恶化，患者对医务人员工作不满，常对其陪伴亲属发脾气。该患者的心理反应处于何阶段

A. 忧郁期

B. 愤怒期

C. 协议期

D. 否认期

E. 接受期

70. 患者，男，36 岁。因肺炎入院，按医嘱给予阿奇霉素静脉滴注，用药 4 天后，输液部位皮肤红、肿、灼热、疼痛，沿静脉走向出现条索状红线。下列护理措施错误的是

A. 用 50% 硫酸镁热湿敷

B. 局部超短波理疗

C. 患肢放低并制动

D. 经常更换输液部位

E. 防止药液溢出血管

71. 患者，女，44 岁。意识障碍，长期卧床，一直由保姆照顾。她可能存在的护理问题中不包括

A. 有误吸的危险

B. 有受伤的危险

C. 营养失调

D. 自理缺陷

E. 有皮肤完整性受损的危险

72. 某护士在巡视病房时，发现破伤风患者牙关紧闭、角弓反张、四肢抽搐。护士应立即

A. 注射破伤风抗毒素

B. 立即做人工呼吸

C. 纱布包裹压舌板，放于上下臼齿之间

D. 立即给氧气吸入

E. 通知医师，前来诊治

73. 患者，女，64 岁。胰腺癌广泛转移，病情日趋恶化。为其提供的临终护理，其主要目的不包括

A. 让患者得到全面身心照顾

B. 维护患者的尊严和权利

C. 提高患者的生命质量

D. 延长患者的生存时间

E. 使患者平静地接受死亡

74. 患者，男，17 岁。高三学生。目前患胃溃疡住院治疗，患者沮丧、焦虑，不能安静休息，担心影响学习、影响高考，总是希望出院上学。该患者的角色适应情况是

A. 角色行为缺如

B. 角色行为冲突

C. 角色行为强化

D. 角色行为消退

E. 角色行为适应

75. 患者，女，65 岁。血压 160/95mmHg，血脂偏高，劳累后感到心前区疼痛，休息后可缓解；心电图示 T 波低平。下列病情的描述，不正确的是

A. 患者有高脂血症

B. 患者血压为单纯收缩期高血压

C. 患者脉压增大

D. 患者可能有动脉硬化

E. 心前区疼痛为心肌缺血所致

76. 患者，男，45 岁。病情危重，需进行股静脉药物注射。下列叙述正确的一项是

A. 选择股动脉外侧 0.5cm 处进针

B. 右手持注射器，针头与皮肤成 20°~25°进针

C. 患者取仰卧，下肢伸直，略内收

D. 患者有出血倾向时不宜采用

E. 注射毕，局部用无菌棉签按压 1~2 分钟

77. 某截瘫患者，入院时骶尾部压疮，面积 3cm×5cm，深达肌层，表面有脓性分泌物，创面周围有黑色坏死组织，最适宜的护理措施是

A. 暴露创面，红外线每日照射 1 次

B. 用生理盐水清洗并敷新鲜鸡蛋膜

C. 用 50% 乙醇按摩创面及周围皮肤

D. 剪去坏死组织，用过氧化氢溶液洗净，置引流纱条

E. 涂厚层滑石粉包扎

A3/A4 型题

答 题 说 明

以下提供若干个案例，每个案例下设若干个考题。请根据各考题题干所提供的信息，在每题下面的 A、B、C、D、E 5 个备选答案中选择 1 个最佳答案，并在答题卡上将相应题号的相应字母所属的方框涂黑。

（78～79 题共用题干）

李女士，76 岁。入院诊断为冠状动脉粥样硬化性心脏病（冠心病）。多日来李女士与护士相处愉快，但今晨护士小孟为其安置静脉留置针时，第一次穿刺失败，第二次针尖污染，第三次穿刺时对李女士抱怨说“你的血管太不好了”，导致患者感到自尊心受到伤害，非常气愤，后更换护士小刘一次性成功穿刺。李女士的儿子找到护士长进行了投诉。下午护士小孟再为李女士换药时遭到了拒绝。

78. 护士小孟应与李女士建立的护患关系模式是
   A. 指导型
   B. 被动型
   C. 共同参与型
   D. 指导-合作型
   E. 主动-被动型

79. 护患关系出现矛盾的主要原因是
   A. 角色压力
   B. 角色模糊
   C. 责任不明
   D. 信任危机
   E. 理解差异

（80～81 题共用题干）

患者，女，70 岁。因支气管哮喘急性发作入院治疗，经静脉输注药物 2 天后病情缓解。今日输液 1 小时后，患者突然面色苍白、呼吸困难、气促，咳嗽加重，咳粉红色泡沫样痰。

80. 考虑患者可能的诊断是
   A. 对药物过敏
   B. 哮喘再次发作
   C. 静脉空气栓塞
   D. 循环负荷过重
   E. 输液浓度过高

81. 需要立即给患者安置的体位是
   A. 左侧卧位
   B. 平卧位
   C. 头高足低位
   D. 端坐位
   E. 休克卧位

（82～84 题共用题干）

患者，男，32 岁。咳嗽 5 天，始则恶寒发热，现寒热已清，咳嗽痰黏，难咳出且痰中带血丝，口、鼻、咽干燥，便秘，舌红少津，脉细数。

82. 证属
   A. 表热证

B. 风热证

C. 热邪犯肺证

D. 燥邪犯肺证

E. 阴虚火旺证

83. 针对该患者的护理原则是

A. 清热

B. 辛凉解表

C. 润燥

D. 辛温解表

E. 止血

84. 饮食护理原则是

A. 清淡

B. 养血

C. 温补

D. 生津

E. 清补

B1 型题

答题说明

以下提供若干组考题，每组考题共同使用在考题前列出的 A、B、C、D、E 5 个备选答案。请从中选择 1 个与考题关系密切的答案，并在答题卡上将相应题号的相应字母所属的方框涂黑。每个备选答案可能被选择一次、多次或不被选择。

（85~86 题共用备选答案）

A. 沉默

B. 提出闭合式问题引导谈话

C. 全神贯注

D. 参与

E. 核对

85. 护士与患者交流时，询问“您刚才说您每天起床时头晕，是吗?”，是应用了沟通交流技巧中的

86. 护士与患者交流时，询问患者“您现在胃还疼吗?”，是应用了沟通交流技巧中的

（87~88 题共用备选答案）

A. 文化层次

B. 社会层次

C. 专业层次

D. 心理层次

E. 技术层次

87. 小王毕业后在重症监护治疗病房（ICU）工作，她用护士的基本行为规范准则要求自己，成为一名优秀的护士，这属于哪一层次的适应

88. 亲人去世后，家属从悲痛中解脱出来，开始新的生活属于

（89~90 题共用备选答案）

A. 建立信任关系

B. 明确疾病诊断

C. 为患者解决问题

D. 护患双方互相评价

E. 护患之间进一步熟悉

89. 护患关系结束期的主要任务是

90. 护患关系工作期的主要任务是

（91～92 题共用备选答案）

A. 电解质紊乱

B. 吸入性肺炎

C. 鼻咽及食管黏膜损伤

D. 恶心、呕吐、腹痛、腹胀

E. 肝肾功能损害

91. 肠内营养置管并发症

92. 肠内营养代谢性并发症

（93～95 题共用备选答案）

A. 乙醇

B. 环氧乙烷

C. 戊二醛

D. 氯己定

E. 过氧乙酸

93. 与菌体蛋白结合，使酶代谢受阻导致死亡的消毒剂是

94. 能产生新生态氧，将菌体蛋白质氧化，使细菌死亡的消毒剂是

95. 不能杀灭芽孢、分枝杆菌和病毒的消毒剂是

（96～97 题共用备选答案）

A. 收缩毛细血管，减轻充血和出血

B. 减少脑细胞耗氧，利于脑细胞功能恢复

C. 放松肌肉、韧带等组织，解除疼痛

D. 促使白细胞释放蛋白溶解酶，溶解坏死组织

E. 降低毛细血管通透性，减轻组织对神经末梢的压迫

96. 脑外伤的患者头部采用冷疗法的目的是

97. 在浅表性炎症后期采用热疗法的目的是

（98～100 题共用备选答案）

A. 鲜红色便

B. 陶土色便

C. 果酱样便

D. 柏油样便

E. 暗红色便

98. 上消化道出血患者粪便呈

99. 胆道完全阻塞患者粪便呈

100. 阿米巴痢疾患者粪便呈

参考答案

第四单元　专业实践能力

1. C　2. A　3. C　4. D　5. B　6. A
7. C　8. B　9. D　10. C　11. C　12. A
13. E　14. D　15. A　16. B　17. B
18. E　19. E　20. A　21. E　22. E
23. C　24. E　25. D　26. B　27. B
28. B　29. A　30. D　31. C　32. A
33. C　34. E　35. B　36. E　37. D
38. E　39. B　40. A　41. B　42. B
43. B　44. D　45. A　46. A　47. B
48. E　49. D　50. C　51. A　52. E
53. D　54. D　55. D　56. E　57. A
58. D　59. B　60. C　61. B　62. A
63. C　64. C　65. A　66. D　67. C
68. C　69. B　70. C　71. C　72. C
73. D　74. B　75. B　76. D　77. D
78. C　79. D　80. D　81. D　82. D
83. C　84. D　85. E　86. B　87. B
88. D　89. D　90. C　91. C　92. A
93. B　94. E　95. D　96. A　97. D
98. D　99. B　100. C

解　析

扫码查看
相关内容

203-3　　　　　　　　　　第三单元

全国护理学初级（师）资格考试优选卷（二）

护理学初级（师）

（报考类别代码：203）

考试日期：20××年××月××日

考试时间：120 分钟

考生姓名：________

准考证号：________

中国协和医科大学出版社

北　京

第三单元
专业知识

A1/A2 型题

答 题 说 明

以下每一道考题下面有 A、B、C、D、E 5 个备选答案。请从中选择 1 个最佳答案，并在答题卡上将相应题号的相应字母所属的方框涂黑。

1. 下列关于 T 管的护理，不妥的是
   A. 观察引流量及性状
   B. 妥善固定
   C. 每日更换引流瓶
   D. 保持通畅
   E. 每日按时冲洗
2. 肝硬化患者进食时应细嚼慢咽，必要时药物应研成粉末服用，其目的是
   A. 易消化
   B. 以免引起食管胃底静脉曲张破裂出血
   C. 以防耗氧增加，诱发肝性脑病
   D. 以免加重腹水
   E. 便于下咽
3. 全身麻醉的并发症不包括
   A. 高血压
   B. 肺不张
   C. 肺脂肪栓塞
   D. 呼吸暂停
   E. 深静脉血栓
4. 术后患者内出血，最早的表现为
   A. 呼吸急促
   B. 面色苍白
   C. 血压下降
   D. 四肢湿冷、脉细弱
   E. 心悸、口渴、脉率快
5. 消化性溃疡的特征性临床表现是
   A. 反酸、嗳气
   B. 节律性上腹痛
   C. 消化功能紊乱
   D. 恶心、呕吐
   E. 营养失调
6. 关于高危妊娠的产科处理，不妥的是
   A. 高危儿加强产时和产后监护
   B. 孕产妇间断吸氧
   C. 发生胎儿窘迫者均行剖宫产术终止妊娠
   D. 产时严密观察胎心变化，尽量少用麻醉、镇静药
   E. 做好新生儿的抢救准备
7. 消化性溃疡患者在何种条件下疼痛节律会改变或消失
   A. 疲劳时

B. 饮酒时

C. 受凉时

D. 焦虑时

E. 癌变时

8. 新生儿容易出现生理性黄疸的原因不包括

A. 红细胞寿命短

B. 白蛋白水平低

C. 肝功能不成熟

D. 体温调节功能差

E. 新生儿肠内 β-葡糖醛酸糖苷酶活性较高

9. 急性心肌梗死患者急性期护理措施中，不正确的是

A. 勤翻身，以防压疮

B. 给予少量清淡流质饮食

C. 限制探视

D. 持续鼻导管吸氧，每分钟 4~6L

E. 防止情绪激动

10. 以下有关肝动脉插管化学治疗患者护理的叙述，不正确的是

A. 严格无菌操作

B. 注药后用肝素液冲洗导管

C. 若出现发热，应使用抗菌药物

D. 定期局部换药

E. 剧烈腹痛时应警惕其他部位动脉栓塞及胆囊坏死等并发症

11. 高温环境下预防中暑，下列哪项不正确

A. 保持室内通风

B. 避免强烈日光长时间直射人体

C. 减少室外剧烈运动

D. 穿紧身绝缘服装

E. 多饮含盐饮料

12. 急性阑尾炎最重要的体征是

A. 右下腹固定压痛

B. 腹部反跳痛和腹肌紧张

C. 腰大肌试验阳性

D. 闭孔内肌试验阳性

E. 直肠指检有触痛

13. 全脊椎麻醉的主要危险是可引起

A. 截瘫

B. 高血压

C. 剧烈头痛

D. 呼吸、心搏骤停

E. 肢体感觉恢复缓慢

14. 原发性肝癌患者最突出的体征是

A. 腹水呈血性

B. 腹膜刺激征阳性

C. 肝进行性增大

D. 黄疸与发热

E. 腹壁静脉曲张

15. 吸痰时痰液黏稠，此时辅助叩背的目的是

A. 胸壁震荡提高呼吸肌功能

B. 促使痰液松动

C. 胸壁震荡促进胸肌血液循环

D. 气管震动促进 IgA 功能

E. 胸壁气管震动对抗气管刺激

16. 在皮肤切开及缝合前，再次消毒切口及其周围皮肤时应用

A. 3%乙醇

B. 2.5%乙醇

C. 70%乙醇

D. 10%乙醇

E. 0.1%乙醇

17. 对急性肾小球肾炎进行饮食管理，出现

哪种情况应限制钠盐的摄入

A. 少尿水肿时

B. 出现氮质血症

C. 出现贫血时

D. 血尿

E. 尿检中有颗粒或红细胞管型

18. 吉兰-巴雷综合征患者脑脊液的蛋白-细胞分离现象是指

A. 蛋白增高而细胞数正常

B. 蛋白降低而细胞数正常

C. 蛋白正常而细胞数增多

D. 蛋白正常而细胞数减少

E. 蛋白增高而细胞数减少

19. 颅内压增高“三主征”是

A. 头痛、呕吐、视神经盘水肿

B. 呕吐、视神经盘水肿、抽搐

C. 视神经盘水肿、抽搐、昏迷

D. 抽搐、昏迷、头痛

E. 昏迷、头痛、呕吐

20. 对产褥期妇女的护理下列哪项不妥

A. 应按婴儿需要进行哺乳

B. 会阴伤口红肿可用红外线照射

C. 正常产后 24 小时鼓励产妇下床活动

D. 外阴水肿可用 95%乙醇湿敷

E. 外阴水肿可用 50%硫酸镁湿热敷

21. 巴宾斯基征阳性见于

A. 锥体束损害

B. 周围神经损伤

C. 脑膜炎

D. 蛛网膜下腔出血

E. 甲状腺功能亢进症

22. 颅底骨折患者保守治疗（　　）后脑脊液漏不愈合，才考虑手术

A. 1 周

B. 2 周

C. 3 周

D. 4 周

E. 5 周

23. 原发性高血压护理措施不正确的是

A. 保证充足睡眠

B. 限制体力活动

C. 头痛时给予平卧位

D. 降压头晕时给予半卧位

E. 给予高蛋白、高热量饮食

24. 子痫前期使用硫酸镁解痉时，应停用药物的情况是

A. 尿量 700ml/h

B. 呼吸 18 次/分

C. 膝反射消失

D. 血压 130/90mmHg

E. 自觉症状消失

25. 慢性肾衰竭患者易出现哪种内分泌腺功能亢进

A. 垂体

B. 肾上腺皮质

C. 甲状腺

D. 性腺

E. 甲状旁腺

26. 关于上尿路结石的临床表现，下列描述不正确的是

A. 结石可引起钝痛和绞痛

B. 结石越大疼痛越重

C. 可引起肉眼或镜下血尿

D. 可引起肾积水

E. 双侧上尿路结石完全性梗阻时，可导致无尿

27. 免疫性血小板减少症患儿禁用的药物种类是

A. 糖皮质激素

B. 抗组胺药

C. 非甾体抗炎药

D. 抗生素

E. 泻类

28. 关于急性病毒性心肌炎患者的护理措施不妥的是

A. 活动期应绝对卧床休息 4 周至 3 个月

B. 给予富含维生素和优质蛋白质饮食

C. 只要患者症状消失即可指导其开始增加活动

D. 避免刺激性食物

E. 注意有无心律失常和心功能改变

29. 中度中毒时导致口唇呈樱桃红的毒物是

A. 一氧化碳

B. 肉毒毒素

C. 有机磷农药

D. 蛇毒素

E. 阿托品

30. 小儿接种卡介苗，可在出生后哪个时间范围内不做结核菌素试验

A. 2 周内

B. 15 天内

C. 1 个月内

D. 3 个月内

E. 2 个月内

31. 单纯水肿性胰腺炎，不应有的表现是

A. 腹痛

B. 腹胀

C. 休克

D. 呕吐

E. 发热

32. 关于水痘的流行病学，下列说法不正确的是

A. 一年四季均可发病，以冬春季好发

B. 出疹前 1~2 日即具有传染性

C. 病毒仅存在于患儿的上呼吸道

D. 易感人群为 2~6 岁儿童

E. 传染性极强，接触后 90% 发病

33. 高钾血症患者应用钙剂的作用是

A. 防止低钙

B. 对抗钾对心肌的抑制作用

C. 防止抽搐

D. 降低毛细血管通透性

E. 防止昏迷

34. 预防维生素 D 中毒的关键措施是

A. 定期测体重

B. 定期测血钙

C. 严格按医嘱用药

D. 严密观察，及时发现中毒症状

E. 间断应用维生素 D

35. 护士对于使用排钾利尿药患者的护理措施不妥的是

A. 服药期间监测血钾

B. 可补充含钾高的食物

C. 口服补充钾盐应在饭前服用

D. 静脉补钾每 500ml 液体中氯化钾不宜超过 1.5g

E. 利尿药应用时间以早晨和日间为宜

36. 心脏病患者出现心源性呼吸困难时，下列护理措施哪项不正确

A. 嘱患者平卧位，以减轻心脏负担

B. 保持情绪稳定，降低交感神经兴

奋性

C. 给予吸氧

D. 加强生活护理，减少体力活动

E. 密切观察呼吸困难、心功能变化情况

37. 关于尿潴留患者的睡眠障碍，首要的护理措施是

A. 进行心理支持

B. 安排舒适的睡眠环境

C. 应用改善睡眠的药物

D. 指导放松的方法

E. 尽早解除尿潴留

38. 对于化学治疗患者的护理，正确的是

A. 化学治疗前测 1 次体重即可

B. 化学治疗前测体重，以后每半个月 1 次

C. 化学治疗前测体重，以后每 2 个月 1 次

D. 化学治疗药应提前 1 天配置

E. 化学治疗药配置后可在常温下放置 2 小时

39. 我国婴儿营养不良最常见的病因是

A. 先天不足

B. 喂养不当

C. 免疫缺陷

D. 疾病影响

E. 缺乏锻炼

40. 慢性呼吸衰竭的患者，下列哪项处理不利于呼吸道通畅

A. 应用糖皮质激素

B. 采用快速利尿药

C. 口服或雾化吸入祛痰药

D. 痰液黏稠者补液

E. 无力排痰者翻身拍背

41. 急性白血病患者发生贫血的主要原因是

A. 促红细胞生成素分泌不足

B. 正常红细胞生成减少

C. 红细胞寿命缩短

D. 异常红细胞生成

E. 红细胞破坏增加

42. 消化性溃疡大出血患者的护理措施不包括

A. 迅速建立静脉通路

B. 冰盐水洗胃

C. 应用三腔双囊管

D. 暂禁食

E. 观察粪便颜色及量

43. 阴道有大量白色稠厚豆渣样白带，最可能的疾病是

A. 外阴阴道假丝酵母菌病

B. 滴虫阴道炎

C. 慢性宫颈炎

D. 子宫内膜炎

E. 输卵管炎

44. 胸腔闭式引流的引流管脱出时应首先

A. 通知医师紧急处理

B. 给患者吸氧

C. 嘱患者缓慢呼吸

D. 将脱出的引流管重新置入

E. 用手指捏闭引流口周围皮肤

45. 一氧化碳中毒首选的抢救措施为

A. 应用脱水药

B. 应用利尿药

C. 使用高压氧舱

D. 迅速离开中毒环境

E. 应用呼吸中枢兴奋药

46. 患者，女，27 岁。乳腺癌入院，常哭泣，焦虑不安，以下哪项是首选的护理措施

A. 注射镇静药

B. 通知主管医师

C. 哭泣时通知家属探视

D. 请心理科医师会诊

E. 让其倾诉并给予安慰

47. 患者，男，74 岁。确诊糖尿病肾病 4 年，夜间阵发性呼吸困难 2 周，血压 170/105mmHg，双肺底湿啰音，心率 106 次/分，双下肢水肿，血尿素氮 37mmol/L，肌酐 1200μmol/L。此时最宜采取的治疗措施是

A. 积极补充血容量

B. 腹膜透析

C. 纠正心力衰竭治疗

D. 利尿、扩血管治疗

E. 5%碳酸氢钠 250ml 静脉滴注

48. 患儿，2 岁。发热 2 天后口角、舌面及齿龈处出现成簇小水疱，部分破溃成溃疡，下颌下淋巴结肿大，咽充血，心肺正常。该患儿可能的疾病是

A. 鹅口疮

B. 疱疹性口炎

C. 溃疡性口炎

D. 疱疹性咽峡炎

E. 咽眼结合膜热

49. 患者，女，30 岁。急诊入院，面色苍白，急性失血性病容。查体：BP 80/50mmHg，腹部有明显压痛及反跳痛，叩诊有明显移动性浊音。初步诊断为异位妊娠，准备做剖腹探查。根据患者情况，术前护理不妥的是

A. 立即将患者取半卧位

B. 立即给氧吸入并保暖

C. 迅速输液

D. 做好输血准备

E. 按腹部手术常规按部就班做好准备

50. 患者，男，62 岁。夏季在车间劳动时，出现头痛、头晕、口渴、胸闷。查体：T 38.2℃，脉搏 126 次/分，血压 60/50mmHg，面色苍白，皮肤出冷汗，烦躁。该患者首要的护理措施是

A. 给予清凉饮料

B. 应用升压药

C. 加强病情观察

D. 物理降温

E. 脱离高温环境、补液

51. 患者，女，40 岁。患消化性溃疡，大量出血停止后，护士对患者进行饮食指导时应告诉她

A. 继续禁食 24 小时

B. 可以吃馒头、软饭

C. 可以吃煮鸡蛋

D. 可以喝肉汤

E. 可以喝豆浆

52. 患儿，女，3 岁。平日活动后气短，易患肺炎，发育落后于同龄儿，胸骨左缘第 2 肋间闻及连续性机器样杂音，股动脉有枪击音。考虑疾病是

A. 动脉导管未闭

B. 室间隔缺损

C. 房间隔缺损

D. 法洛四联症

E. 主动脉瓣关闭不全

53. 某产妇，26 岁。第一胎，足月临产 14 小时。检查：宫口开全，胎膜已破，胎方位正常，先露头，双顶径达坐骨棘水平，胎心音正常。在处理中首先考虑的是

A. 陪伴在产妇身旁，指导使用腹压

B. 观察胎头是否已达到阴道口

C. 准备产包

D. 消毒外阴

E. 洗手准备接生

54. 患者，女，30 岁。有肠梗阻病史。主诉口唇干燥，恶心、食欲缺乏，尿量减少，口渴不明显。检查：血钠为 136mmol/L，血钾为 4. 2mmol/L。该患者最可能的诊断为

A. 低渗性脱水

B. 高钾血症

C. 低钾血症

D. 等渗性脱水

E. 高渗性脱水

55. 患者，男，50 岁。患左下肢静脉曲张 20 年，行大隐静脉高位结扎，加小腿静脉分段结扎。术后 3 小时起立行走时，小腿处伤口突然出血不止。紧急处理应

A. 就地站立位包扎

B. 指压止血

C. 用止血带

D. 钳夹止血

E. 平卧，抬高患肢，加压包扎

56. 患者，女，40 岁。患系统性红斑狼疮 2 年。近日体温升高，因关节红肿、压痛，出现面部红斑、蛋白尿而入院治疗。下列处理哪项不妥

A. 维持激素治疗

B. 安排在背阳的病室

C. 加强肢体锻炼

D. 慎用阿司匹林

E. 经常用清水洗脸

57. 患者，男，45 岁。头部受撞击后，出现结膜下出血，鼻孔流出血性脑脊液，考虑诊断为

A. 颅后窝骨折

B. 颅中窝骨折

C. 颅前窝骨折

D. 鼻骨骨折

E. 颅盖骨骨折

58. 患者，女，30 岁。中午进餐后，晚 6 时左右出现上腹痛，伴呕吐。护理查体：T 37. 7℃，上腹部压痛明显，但无反射痛，肠鸣音亢进，血、粪便常规无异常。考虑该患者最可能的诊断是

A. 急性胃炎

B. 急性胰腺炎

C. 急性胆囊炎

D. 急性肠炎

E. 胃溃疡

59. 患者，女，60 岁。既往有肺源性心脏病病史，近 1 周出现咳嗽、咳痰加重，偶有黄痰、气短入院。查体：双肺可闻及干湿啰音，双下肢水肿，肝肋下 4cm，肝颈静脉回流征阳性。护士首要的处理措施是

A. 镇咳、祛痰

B. 控制感染

C. 应用正性肌力药

D. 应用利尿药

E. 应用呼吸兴奋药

60. 患者，男，60 岁。小腿胫骨骨折，实施骨牵引，翻身困难，现患者烦躁不安，精神紧张，难以入睡。护士评估患者情况后，应立即实施的护理措施是

A. 为患者进行床上擦浴促进身体舒适

B. 为患者将患肢放好促进卧位舒适

C. 给予镇痛药以减轻不适

D. 心理疏导

E. 使用镇静催眠药

61. 患者，女，36 岁。1 天前硬膜外阻滞下行疝修补术，现体温 38℃，脉搏 88 次/分。最可能的是

A. 肺部感染

B. 尿路感染

C. 伤口感染

D. 吸收热

E. 切口感染

62. 患者，女，30 岁。免疫性血小板减少症，血小板计数下降为 15×10^9/L。护士应警惕患者出现

A. 肛周疼痛

B. 皮肤出血点增多

C. 发热

D. 剧烈头痛

E. 咳嗽

63. 患者，男，42 岁。患 1 型糖尿病，使用速效胰岛素治疗，近来上呼吸道感染后并发肺炎，出现明显食欲缺乏、发热及呕吐。除抗生素治疗外，应对糖尿病本身进行的治疗是

A. 停用胰岛素

B. 增加速效胰岛素用量

C. 改用精蛋白锌胰岛素

D. 改用磺脲类药物

E. 改用双胍类药物

64. 患者，男，30 岁。车祸后呼吸窘迫。查体：右胸部饱满，呼吸音消失，叩诊呈鼓音，右胸部有骨擦音、皮下气肿。该患者首要的急救措施是

A. 输血、输液、抗休克

B. 镇静、吸氧、抗感染

C. 胸腔闭式引流

D. 剖胸探查

E. 胸腔穿刺排气减压

65. 患者，女，33 岁。主诉白带呈乳白色，量增多。妇科检查初步诊断为慢性宫颈炎。治疗慢性宫颈炎之前需排除

A. 尿路感染

B. 子宫内膜癌

C. 甲型病毒性肝炎

D. 早期宫颈癌

E. 子宫肌瘤

66. 患者，女，36 岁。工作紧张，近 2 年来未避孕，欲生育，但一直未孕。月经不规则，经期延长，因月经淋漓不净、经量过多就诊。该患者的最主要诊断是

A. 原发性不孕症

B. 继发性不孕症

C. 功能失调性子宫出血

D. 陈旧性异位妊娠

E. 异位妊娠

67. 患者，男，48 岁。糖尿病酮症酸中毒，经注射胰岛素及静脉滴注生理盐水后，血糖降低、失水纠正、尿量增多。此时

最应注意防止

A. 低钠血症

B. 低钾血症

C. 低钙血症

D. 低血糖

E. 低血压

68. 患者，女，30 岁。诊断为甲状腺功能亢进症，清晨测得脉率 96 次/分，血压 130/70mmHg，其基础代谢率属于

A. 正常

B. 正常范围偏高

C. 重度甲状腺功能亢进症

D. 中度甲状腺功能亢进症

E. 轻度甲状腺功能亢进症

69. 患者，女，54 岁。胆源性胰腺炎发作数次，对预防其胰腺炎再次发作最有意义的措施是

A. 注意饮食卫生

B. 服用抗生素

C. 经常服用消化酶

D. 治疗胆道疾病

E. 控制血糖

70. 患者，男，60 岁。胃大部切除术后第二天。针对该患者术后疼痛的护理措施，不正确的是

A. 手术前教会患者深呼吸

B. 病情稳定可给予半坐卧位

C. 可按压伤口后再咳嗽

D. 影响睡眠时可以酌情使用镇痛药，并报告医师

E. 首选阿片类镇痛药

71. 患儿，女，18 月龄。因发热 6 个小时来院就诊。查体：患儿意识清楚，舌红，急性热病容，体温 39.1℃，就诊时患儿突发抽搐，双目凝视，意识丧失，立即按压人中，约 1 分钟后患儿意识恢复，抽搐停止。引起患儿抽搐最可能的原因是

A. 高热惊厥

B. 低钙惊厥

C. 颅内感染

D. 癫痫

E. 高血压脑病

72. 经产妇，26 岁。阵发性腹痛 6 小时，每 3~4 分宫缩 30 秒，中等强度，急诊室检查胎心率 140 次/分，枕右前位，宫口开大 3cm，胎膜膨出。本例最恰当的处理措施为

A. 人工破膜后住院

B. 急诊室观察处理

C. 温肥皂水灌肠减少污染

D. 住院入待产室

E. 急送产房消毒接产

73. 某女性青年反复出现皮肤瘀点，并有鼻出血、月经过多，近来出现贫血、脾大，错误的护理措施是

A. 适当限制活动

B. 预防各种创伤

C. 尽量减少肌内注射

D. 保持鼻黏膜湿润，清除鼻腔内血痂

E. 摄入高蛋白、高维生素、少渣、易消化饮食

A3/A4 型题

答 题 说 明

以下提供若干个案例，每个案例下设若干个考题。请根据各考题题干所提供的信息，在每题下面的 A、B、C、D、E 5 个备选答案中选择 1 个最佳答案，并在答题卡上将相应题号的相应字母所属的方框涂黑。

（74～75 题共用题干）

患者，男，70 岁。近日因咳嗽、咳黄脓痰且不易咳出就诊，体温 36.8℃，胸部听诊可闻及湿啰音。胸部 X 线片示右侧肺有絮状阴影。既往慢性支气管炎病史 10 余年。

74. 护士对该患者进行护理时，下列措施不妥的是

A. 指导患者有效咳嗽

B. 生理盐水雾化吸入湿化气道

C. 给予机械吸痰

D. 督促每日饮水 1500ml 以上

E. 咳嗽时给予胸部叩击

75. 患者咳嗽时，护士应给予纠正的动作是

A. 患者取坐位，两腿上置一枕头顶住腹部

B. 咳嗽前先做深呼吸数次

C. 深吸一口气，屏气数秒后再用力咳出

D. 患者为了省力每次连续轻咳数次

E. 排痰后用清水漱口

（76～79 题共用题干）

患者，男，38 岁，体重 76kg。双手和右膝关节以下被开水烫伤，创面明显水肿，剧烈疼痛，局部有大小不等的水疱。

76. 其烧伤深度为

A. Ⅰ度

B. 浅Ⅱ度

C. 深Ⅱ度

D. Ⅲ度

E. Ⅳ度

77. 其烧伤面积是

A. 5%

B. 12%

C. 15%

D. 20%

E. 25%

78. 对于该患者的急救措施不当的是

A. 迅速脱离热源

B. 创面涂抹甲紫

C. 用大量自来水冲洗双下肢

D. 大量补液

E. 迅速送往医院

79. 该患者烧伤后第一个 24 小时应补的液体总量是

A. 1710ml

B. 1855ml

C. 2280ml

D. 3710ml

E. 4280ml

（80~83 题共用题干）

患者，女，22 岁。因腹痛、发热、昏迷 2 天在外院以急性药物中毒治疗病情无好转由 120 救护车送入院。入院时主要诊断：败血症、糖尿病酮症酸中毒、感染性休克、药物中毒待查、压力性损伤。入院时呼吸急促，口唇发绀，血氧饱和度低于 80%，随即呼吸、心搏骤停。

80. 该患者心搏骤停的病因可能是

A. 药物中毒

B. 电解质紊乱

C. 冠心病

D. 酸碱平衡紊乱

E. 感染性休克

81. 应该立即对患者进行

A. 补充血容量

B. 心肺复苏

C. 心电监护

D. 吸氧

E. 输液

82. 该患者目前的主要护理问题是

A. 心输出量减少

B. 体液过多

C. 清理呼吸道无效

D. 体液不足

E. 气体交换障碍

83. 该患者复苏成功后，仍处于休克状态的护理措施不当的是

A. 保持中凹卧位

B. 增加氧气供应

C. 半卧位

D. 头部降温

E. 防治脑水肿

（84~87 题共用题干）

患者，男，60 岁。上腹部饥饿性疼痛 10 余年，近年发作频繁，疼痛规律消失，经胃镜证实为十二指肠球后溃疡。

84. 该患者最合理的治疗方法是

A. 应用有抑制胃蛋白酶作用的药物

B. 饮食控制和应用幽门螺杆菌抑制药

C. H_2受体阻断药

D. 保护胃黏膜药物及促进溃疡愈合药

E. 外科手术治疗

85. 如果该患者在住院当日，大量呕血后晕倒，其治疗措施应选用

A. 输平衡氯化钠液

B. 输血 200ml+间羟胺

C. 羧甲淀粉 500ml+多巴胺

D. 输血 800ml，静脉滴注西咪替丁

E. 口服去甲肾上腺素 10mg

86. 该患者出血后 4 小时，经过抢救输血等治疗后，脉搏 140 次/分，血压 80/50mmHg，宜采取

A. 加大输液量，加用血管活性药

B. 用冰氯化钠注射液、去甲肾上腺素液灌洗胃腔

C. 紧急做胃镜检查

D. 快速输血，立即手术

E. 胃内灌注凝血酶

87. 如果患者情况可以，哪项手术治疗为首选

A. 胃大部切除术

B. 溃疡出血处缝扎止血后胃大部切除术

C. 溃疡出血处缝扎止血

D. 溃疡出血处缝扎止血后迷走神经切

断术

E. 溃疡出血处缝扎止血后迷走神经切断术+引流手术

（88～89 题共用题干）

患者，女，33 岁。患风湿性心脏病、二尖瓣狭窄伴心房颤动（房颤）。平素无明显不适，1 小时前生气后突发呼吸困难。心电图示房颤，心室率 130 次/分。

88. 该患者关键性的急救措施是

A. 持续低流量吸氧

B. 静脉滴注硝酸甘油，减轻心脏前负荷

C. 静脉滴注硝普钠，减轻心脏后负荷

D. 尽快有效控制房颤的心室率

E. 静脉注射利尿药，减轻心脏负荷

89. 该患者首选的药物是

A. 毛花苷 C

B. 利尿药

C. 硝酸甘油

D. 硝普钠

E. β 受体阻断药

B1 型题

答 题 说 明

以下提供若干组考题，每组考题共同使用在考题前列出的 A、B、C、D、E 5 个备选答案。请从中选择 1 个与考题关系密切的答案，并在答题卡上将相应题号的相应字母所属的方框涂黑。每个备选答案可能被选择一次、多次或不被选择。

（90～91 题共用备选答案）

A. 环形红斑

B. 关节畸形

C. 腹痛、便血

D. 心肌梗死

E. 结膜炎

90. 类风湿关节炎可出现

91. 川崎病可出现

（92～94 题共用备选答案）

A. 呼吸性酸中毒

B. 代谢性酸中毒

C. 呼吸性碱中毒

D. 代谢性碱中毒

E. 呼吸性酸中毒合并代谢性碱中毒

92. 幽门梗阻患者易发生

93. 重度肺气肿患者可发生

94. 临床上最常见的酸碱平衡失调为

（95～96 题共用备选答案）

A. 持续性胸背痛

B. 进行性吞咽困难

C. 声音嘶哑

D. 刺激性干咳

E. 有杵状指（趾）

95. 食管癌的典型症状是

96. 早期中央型肺癌在较大支气管长大可出现

（97～98 题共用备选答案）

A. 枸橼酸铋钾

B. 法莫替丁

C. 吲哚美辛

D. 硫糖铝

E. 阿托品

97. 可破坏胃黏膜屏障的药物是

98. 可保护胃黏膜、杀灭幽门螺杆菌的药物是

（99～100 题共用备选答案）

A. 3～5 天拆线

B. 6 天拆线

C. 7 天拆线

D. 8 天拆线

E. 提前拆线

99. 会阴切口有感染者

100. 正常会阴侧切切口

参考答案

第三单元　专业知识

1. E　2. B　3. E　4. E　5. B　6. C
7. E　8. D　9. A　10. C　11. D　12. A
13. D　14. C　15. B　16. C　17. A
18. A　19. A　20. D　21. A　22. D
23. D　24. C　25. E　26. B　27. C
28. C　29. A　30. E　31. C　32. C
33. B　34. C　35. C　36. A　37. E
38. B　39. B　40. B　41. B　42. C
43. A　44. E　45. D　46. E　47. B
48. B　49. E　50. E　51. E　52. A
53. A　54. D　55. E　56. C　57. C
58. A　59. B　60. D　61. D　62. D
63. B　64. E　65. D　66. C　67. B
68. D　69. D　70. E　71. A　72. E
73. D　74. C　75. D　76. B　77. C
78. B　79. D　80. D　81. B　82. A
83. C　84. E　85. D　86. D　87. B
88. D　89. A　90. B　91. D　92. D
93. A　94. B　95. B　96. D　97. C
98. A　99. E　100. A

解　析

扫码查看
相关内容

203-4　　　　　　　　　　　　第四单元

全国护理学初级（师）资格考试
优选卷（三）

护理学初级（师）

（报考类别代码：203）

考试日期：20××年××月××日

考试时间：120 分钟

考生姓名：________

准考证号：________

中国协和医科大学出版社

北　京

第四单元
专业实践能力

A1/A2 型题

答 题 说 明

以下每一道考题下面有 A、B、C、D、E 5 个备选答案。请从中选择 1 个最佳答案，并在答题卡上将相应题号的相应字母所属的方框涂黑。

1. 沟通得以进行的最基本的要素是
   A. 信息
   B. 沟通的背景
   C. 信息发出者
   D. 信息传递途径
   E. 反馈
2. 以下不属常见病色之列的是
   A. 赤
   B. 橙
   C. 黄
   D. 青
   E. 黑
3. 适宜使用洋地黄类药物的是
   A. 急性心肌梗死发生 24 小时内
   B. 严重房室传导阻滞
   C. 梗阻性肥厚型心肌病
   D. 洋地黄中毒或过量
   E. 收缩性心力衰竭伴心率过快
4. 关于慢性反复发作的支气管哮喘，不常用的治疗方法是
   A. 避免接触变应原
   B. 脱敏治疗
   C. 糖皮质激素气雾剂吸入
   D. 注射长效糖皮质激素
   E. 色甘酸钠吸入
5. 5 月 12 日国际护士节是
   A. 南丁格尔的生日
   B. 南丁格尔逝世的日期
   C. 宣布设立南丁格尔奖的日期
   D. 南丁格尔接受英国政府奖励的日期
   E. 南丁格尔创办第一所护士学校的日期
6. 下列哪项是收集资料的主要来源
   A. 参考资料
   B. 患者个人的医疗文件
   C. 其他医务人员
   D. 患者家属
   E. 患者本人
7. 在建立护患关系初期，护患关系发展的主要任务是
   A. 确定患者的健康问题

B. 对患者收集资料

C. 与患者建立信任关系

D. 为患者制订护理计划

E. 为患者解决健康问题

8. “肢体可移动位置但不能抬起”，依据肌力程度的分级可判断肌力程度为

A. 0 级

B. 1 级

C. 2 级

D. 3 级

E. 4 级

9. 偏瘫患者使用热水袋时水温不能过高，其原因是

A. 局部血液循环不良

B. 局部皮肤对热敏感

C. 局部血管反应敏感

D. 局部皮肤感觉迟钝

E. 热刺激可加重原发病

10. 下列气的作用，能维持人体正常体温恒定的是

A. 推动

B. 温煦

C. 防御

D. 固摄

E. 气化

11. 低盐饮食要求每日食盐量不超过

A. 5.0g

B. 4.0g

C. 3.0g

D. 2.0g

E. 0.5g

12. 儿科临床护理程序的内容不包括

A. 对患儿及家属进行评估

B. 进行护理评价

C. 进行出院指导

D. 制订实施护理计划

E. 作出护理诊断

13. 输液器滴管内液面自行下降的原因是

A. 滴管有裂隙

B. 患者肢体位置不当

C. 压力过大

D. 输液管管径粗

E. 输液速度过快

14. 属于心理评估内容的是

A. 人格类型

B. 工作性质

C. 生活模式

D. 休闲方式

E. 角色和身份

15. 护理诊断指出护理方向，有利于

A. 收集客观资料

B. 制定护理措施

C. 实施护理措施

D. 进行护理评估

E. 修改护理计划

16. 下列收集的资料中，属于客观资料的是

A. 上腹胀痛

B. 头痛剧烈

C. 恶心

D. 血压增高

E. 焦虑

17. 初产妇急产是指总产程不足

A. 5 小时

B. 1 小时

C. 2 小时

D. 4 小时

E. 3 小时

18. 睡眠中枢位于

A. 大脑皮质

B. 上行抑制系统

C. 脑干尾端

D. 蝶鞍区

E. 第三脑室

19. 下列物质中可获得维生素 C 的是

A. 辣椒

B. 牛肉

C. 贝壳类

D. 肝脏

E. 发酵品

20. 洗胃时每次注入溶液量应控制在

A. 300~500ml

B. 100ml

C. 200~300ml

D. 800~1000ml

E. 600~800ml

21. 护士护理危重症患者时，首先观察

A. 生命体征及瞳孔变化

B. 意识状态的改变

C. 有无脱水、酸中毒

D. 肢体活动情况

E. 排尿排便情况

22. 直肠栓剂插入时患者取

A. 仰卧位

B. 侧卧位

C. 俯卧位

D. 截石位

E. 膝胸卧位

23. 血液循环障碍患者对冷、热的敏感性降低，此属于影响冷、热疗法中的哪一因素

A. 方式

B. 时间

C. 温度

D. 部位

E. 个体差异

24. 与子宫肌瘤患者月经异常关系最密切的因素是

A. 肌瘤大小

B. 肌瘤数目

C. 肌瘤生长部位

D. 有无并发症

E. 患者的年龄

25. 氧气雾化吸入法的注意事项，错误的是

A. 雾化器内的药液必须浸没弯管的底部

B. 湿化瓶内要放清水

C. 指导患者做深吸气动作

D. 指导患者呼吸时手指配合

E. 操作时严禁有人在旁抽烟

26. 下列有关各种药物皮肤试验药液浓度（0. 1ml 含量）的描述正确的是

A. 青霉素 500U

B. 链霉素 2500U

C. 破伤风抗毒素 150U

D. 普鲁卡因 25mg

E. 细胞色素 C 0.075mg

27. 对临终患者的护理措施为

A. 置肢体于功能位

B. 帮助患者刷牙

C. 检验生化指标

D. 减轻疼痛

E. 帮助其行走

28. 使用呼吸机的患者说明通气量不足的表现是

A. 两侧胸廓运动不对称

B. 双肺无对称呼吸音

C. 血压降低

D. 颜面苍白

E. 脉搏加速

29. 初级卫生保健的承担者是

A. 基层医院

B. 社区卫生工作者

C. 卫生行政部门

D. 综合性医院的医师

E. 综合性医院的医师和护士

30. 硅胶管消毒灭菌不宜选用的是

A. 高压蒸汽灭菌

B. 煮沸灭菌

C. 乙醇浸泡

D. 1%过氧乙酸浸泡

E. 环氧乙烷气体灭菌

31. 发生空气栓塞时应采取的体位是

A. 右侧头低足高卧位

B. 左侧头低足高卧位

C. 右侧头高足低卧位

D. 左侧头高足低卧位

E. 平卧位

32. 某早产儿，出生后出现呼吸困难，给予氧疗，合适的方法是

A. 单侧鼻导管法

B. 双侧鼻导管法

C. 面罩法

D. 氧气枕法

E. 头罩法

33. 自理模式的提出者是

A. 汉斯·希尔

B. 佩普劳

C. 奥伦

D. 爱瑞克森

E. 马斯洛

34. 护士需要观察患者一般情况的内容包括

A. 活动耐力

B. 用药效果

C. 面色、表情

D. 对治疗的反应

E. 情绪变化

35. 电动吸引器吸痰法小儿所采用的负压应小于

A. 40kPa

B. 45kPa

C. 50kPa

D. 55kPa

E. 60kPa

36. 压力反应警告期的临床表现是

A. 肌紧张度增加

B. 心率减慢

C. 血压下降

D. 呼吸减慢

E. 血糖减低

37. 对疼痛患者进行护理时，正确的描述是

A. 立即用药物镇痛

B. 只使用非药物性镇痛

C. 疼痛出现后给镇痛药

D. 镇痛药开始宜较大剂量

E. 镇痛药首选麻醉性镇痛药

38. 需要为濒死患者做的护理是

A. 撤去各种治疗性管道

B. 身体姿势摆好

C. 将身体孔道堵塞

D. 满足患者的心理需要，继续进行治疗

E. 劝其家属离开病室

39. 可用于浸泡金属器械的高效类消毒剂是

A. 0.2%过氧乙酸

B. 5%聚维酮碘

C. 2%戊二醛

D. 3%漂白粉溶液

E. 70%乙醇

40. 在收集资料过程中，下列不属于主观资料的是

A. 我感觉不舒服

B. 我担心自己的病治不好了

C. 患者1周内体重下降了2kg

D. 疼痛剧烈

E. 我最近2天瘦了

41. 使用隔离衣的正确要求是

A. 每周更换1次

B. 要保持袖口内外面清洁

C. 必须完全盖住工作服

D. 若隔离衣潮湿，可晾干后再使用

E. 隔离衣挂在内走廊时，应外面向外

42. 灭菌效果最可靠的物理灭菌法是

A. 燃烧法

B. 煮沸消毒法

C. 紫外线照射法

D. 日光曝晒法

E. 压力蒸汽灭菌法

43. 中医“五脏”生理功能的共性是指

A. 藏津液

B. 藏精汁

C. 化生和贮藏精气

D. 藏水谷

E. 藏神

44. 服磺胺药需多饮水的目的是

A. 减轻服药引起的消化道症状

B. 避免结晶析出堵塞小管

C. 避免头晕、头痛等中暑神经系统反应

D. 增强药物疗效

E. 避免影响造血功能

45. 应用红外线烤灯治疗压力性损伤，不正确的操作是

A. 首先评估患者情况

B. 暴露压力性损伤部位

C. 灯距为20~30cm

D. 照射时间为20~30分钟

E. 注意防止烫伤

46. 宣教预防皮肤压力性损伤时，下列指导

错误的是

A. 保持受压部位床面平坦，使受压均匀

B. 可用软枕架空骨突处

C. 注意翻身

D. 翻身时避免拖、拉动作，只能轻推

E. 受压处皮肤可以按摩

47. 下列医院用品中，具有高度危险性的一组是

A. 输液器、血液

B. 体温计、注射器

C. 口罩、压舌板

D. 被服、手术刀

E. 便器、血压计

48. 冠状动脉粥样硬化性心脏病（冠心病）患者舌下给药时宜采取

A. 仰卧位

B. 左侧卧位

C. 右侧卧位

D. 端坐位

E. 半坐位

49. 下列关于排痰的措施，不妥的是

A. 多饮水以利于痰液稀释

B. 痰多且无力咳痰者应以祛痰为主

C. 咳嗽反射减弱或消失的患者应给予机械吸痰

D. 为了增加患者的耐受能力，体位引流应在餐后半小时内进行

E. 勤翻身拍背可促进排痰

50. 抢救青霉素变应性休克的首选药物是

A. 盐酸肾上腺素

B. 去氧肾上腺素（苯肾上腺素）

C. 盐酸异丙嗪

D. 去甲肾上腺素

E. 异丙肾上腺素

51. 护士在指导患者用药时，应告知避免与牙齿接触的药物是

A. 止咳糖浆

B. 铁剂

C. 复方甘草合剂

D. 碳酸氢钠

E. 颠茄合剂

52. 对疼痛患者进行护理时，正确的描述是

A. 立即用药物镇痛

B. 只使用非药物方法镇痛

C. 疼痛出现后给镇痛药

D. 镇痛药开始宜剂量较大

E. 镇痛药首选麻醉性镇痛药

53. 心肺复苏成功后，为使患者保持呼吸道通畅，应采取的体位是

A. 侧卧位

B. 俯卧位

C. 头低足高位

D. 仰卧位，头偏向一侧

E. 半坐卧位

54. 护士在为患者输液过程中，因操作不当导致气体进入血液循环，引起空气栓塞。这种情况属于

A. 无心之过

B. 难免发生的情况

C. 违反规章制度

D. 不可避免的情况

E. 违反操作规程

55. 身体处于一种无忧、无虑、无痛苦的状态，心理满足，身体安逸描述的是

A. 休息

B. 睡眠

C. 放松

D. 活动

E. 舒适

56. 下列不属于物理镇痛的方法是

A. 热疗法

B. 推拿

C. 按摩

D. 针灸

E. 理疗

57. 输入下列哪种溶液有助于增加胶体渗透压，减轻组织水肿

A. 5%葡萄糖

B. 50%葡萄糖

C. 11.2%乳酸钠

D. 脂肪乳注射剂

E. 浓缩白蛋白

58. 口对口吹气毕，放开鼻孔的主要目的是

A. 防止吹气量过大

B. 及时引流鼻腔分泌物

C. 排出气体

D. 利于肺泡再次扩张

E. 及时降低腹腔压力

59. 在插胃管过程中，如患者出现呛咳和呼吸困难，护士应

A. 嘱患者深呼吸，缓慢插入

B. 停止片刻，待患者恢复后继续插入

C. 立即拔出胃管

D. 停止插入，检查胃管是否误插入气管

E. 让患者继续吞咽配合

60. 患者，女，38 岁。在某医院接受甲状腺瘤切除术，在病区护士的悉心照顾与指导下，她充满信心，积极参与，主动对自我照顾发生兴趣，按照护理计划一天天地康复。按照佩普劳人际关系模式理论，她与护士的关系进入了

A. 确认期

B. 合作期

C. 开拓期

D. 认识期

E. 解决期

61. 患者，男，28 岁。因交通事故急诊入院，入院时患者病情危重，呈昏迷状态。入院后，病室护士首先应

A. 通知医师，积极配合抢救

B. 询问病史，评估发病过程

C. 填写有关表格和各种卡片

D. 通知营养室，准备膳食

E. 介绍同病室病友

62. 患者，男，40 岁。因结核性脑膜炎需肌内注射链霉素，患者侧卧。正确的体位是

A. 下腿伸直，上腿稍弯曲

B. 上腿伸直，下腿稍弯曲

C. 双膝向腹部弯曲

D. 两腿弯曲

E. 两腿伸直

63. 患者，男，25 岁。左手深Ⅲ度烧伤 8 天，近 1 天出现乏力、头痛及张口困难，不恰当的诊疗措施是

A. 手背部烧伤部位清创

B. 静脉注射破伤风抗毒素（TAT）2 万 U

C. 腰椎穿刺脑脊液检查

D. 给予人血白蛋白 20g 静脉注射

E. 10%水合氯醛 30ml 保留灌肠

64. 患者，女，36 岁。出现肠胀气，遵医嘱给予肛管排气后症状缓解不显著。再次进行排气时应间隔

A. 2~3 小时

B. 60 分钟

C. 40 分钟

D. 30 分钟

E. 15 分钟

65. 患者，女，30 岁。诊断为“甲型病毒性肝炎”。对她所用的票证和钱币进行消毒，合适的方法是

A. 液氯喷洒

B. 微波消毒

C. 过滤除菌

D. 过氧乙酸擦拭

E. 压力蒸汽灭菌

66. 患者，男，45 岁。肝硬化腹水，近日神志恍惚、躁动不安、答非所问。此情况属于

A. 精神错乱

B. 意识模糊

C. 谵妄

D. 狂躁

E. 浅昏迷

67. 患者，男，30 岁。因疲乏无力、食欲缺乏、厌油就诊。查血清谷丙转氨酶升高，诊断为甲型病毒性肝炎，收住院治疗。护士代患者购买日常用品，人民币的消毒应选用

A. 氯己定浸泡

B. 日光暴晒

C. 甲醛熏蒸

D. 过氧乙酸擦拭

E. 紫外线照射

68. 某休克患者进行扩容疗法快速输液时，监测得中心静脉压 15cmH_2O，BP 80/60mmHg，应采取的措施是

A. 大量输液，加快速度

B. 控制速度，减慢输液

C. 减慢输液，加用正性肌力药

D. 暂停输液

E. 用血管活性药

69. 患者，女，66 岁。诊断为心力衰竭，长期服用洋地黄，一日，护士诊脉时发现患者脉搏有异常改变，她最可能出现

A. 速脉

B. 缓脉

C. 丝脉

D. 间歇脉

E. 洪脉

70. 患者，女，60 岁。脑肿瘤切除术后，昏迷。给予鼻饲和留置导尿、翻身等处理，患者眼睑不能闭合，正确的护理措

施为

A. 干纱布覆盖双眼

B. 油纱布覆盖双眼

C. 按揉眼睑使其闭合

D. 湿纱布覆盖双眼

E. 金霉素眼膏涂擦

71. 患者，女，68 岁。慢性充血性心力衰竭伴水钠潴留。患者 5 天未排便，需灌肠以解除便秘，禁用的灌肠溶液为

A. 生理盐水

B. “1、2、3”溶液

C. 0.1%~0.2%肥皂液

D. 甘油和温开水

E. 油剂

72. 患者，男，82 岁。有慢性支气管炎病史 30 年。1 周前受凉后再次出现咳嗽、咳痰，痰白质黏，伴有呼吸困难、胸闷、乏力。查体：口唇发绀，桶状胸，双肺散在湿啰音。该患者首先应解决的护理问题是

A. 营养失调

B. 知识缺乏

C. 潜在并发症

D. 气体交换受损

E. 清理呼吸道无效

73. 患者，男，72 岁。因发热、咳嗽诊断为肺炎入院治疗，用生理盐水 100ml 加青霉素 160 万 U 静脉滴注，护士在输液过程中应注意观察的项目不包括

A. 滴液路径是否顺畅

B. 患者有无头晕、恶心、呼吸困难等全身反应

C. 注射部位有无肿胀

D. 固定是否牢固，针头有无脱出

E. 患者诉说疼痛应立即拔针

74. 护士梁某在巡回过程中发现某患者输液器小壶内液体不断自行下降，最可能的原因是

A. 针头滑出血管外

B. 输液瓶位置过低

C. 患者静脉痉挛

D. 输液管有漏气

E. 患者静脉扩张

75. 患者，男，67 岁。因糖尿病酮症酸中毒急诊入院，急诊室已给予输液、吸氧。现准备用平车送病房，护送途中护士应注意

A. 暂停输液，吸氧继续

B. 暂停吸氧，输液继续

C. 拔管，暂停输液、吸氧

D. 继续输液、吸氧，避免中断

E. 暂停护送，酸中毒好转后再送入病房

76. 患者，女，29 岁。诊断为呼吸道感染，有咳嗽、咳痰，护士为其进行雾化吸入。可选择的祛痰药是

A. 地塞米松

B. 庆大霉素

C. 糜蛋白酶

D. 氨茶碱

E. 沙丁胺醇

77. 患者头部外伤后出现昏迷、休克，急诊

入院，病室值班护士首先要做的护理工作是

A. 迎接患者

B. 简单做入院介绍

C. 简短向患者家属介绍住院环境

D. 边通知医师，边做好抢救准备工作

E. 立即进行人工呼吸、胸外心脏按压

A3/A4 型题

答 题 说 明

以下提供若干个案例，每个案例下设若干个考题。请根据各考题题干所提供的信息，在每题下面的 A、B、C、D、E 5 个备选答案中选择 1 个最佳答案，并在答题卡上将相应题号的相应字母所属的方框涂黑。

（78~79 题共用题干）

患者，男，38 岁。主诉反复寒战、发热 1 周，体温骤升，最高达 39.5℃，很快降至正常，隔日发作 1 次，今晨应再次出现高热急送入院。疑似疟疾，护士为其检测体温。

78. 疟疾的主要传播媒介是

A. 苍蝇

B. 猪

C. 蟑螂

D. 鼠

E. 蚊

79. 为该患者采取的隔离措施是

A. 严密隔离

B. 接触隔离

C. 肠道隔离

D. 呼吸道隔离

E. 昆虫隔离

（80~82 题共用题干）

患者，男，43 岁。因慢性支气管炎、肺部感染、呼吸衰竭入院，护理查体：气促，不能平卧，痰黏呈黄色，不易咳出。血气分析示 $PaO_2$40mmHg，血 $PaCO_2$80mmHg。

80. 患者氧疗时，氧浓度和氧流量应为

A. 37%，4L/min

B. 29%，2L/min

C. 33%，3L/min

D. 45%，6L/min

E. 41%，5L/min

81. 帮助患者排痰，以下哪种措施较好

A. 体位吸痰

B. 鼓励用力咳嗽

C. 超声雾化吸入

D. 定时翻身拍背

E. 鼻导管吸痰

82. 护士巡视时，发现患者烦躁不安，呼吸

频率及心率加快，球结膜充血。此时应采取的措施是

A. 使用呼吸兴奋药

B. 加大氧流量

C. 使用镇静药

D. 降低氧浓度

E. 做气管切开准备

（83~84 题共用题干）

患者，女，60 岁。患大叶性肺炎，高热昏迷 11 天，10 天内给予大量抗生素治疗，近日发现其口腔黏膜破溃、创面上附着白色膜状物，拭去附着物可见创面轻微出血。

83. 该患者口腔病变的原因可能是

A. 病毒感染

B. 真菌感染

C. 凝血功能障碍

D. 铜绿假单胞菌感染

E. 维生素缺乏

84. 为该患者口腔护理时可选用的漱口液是

A. 0.1%醋酸溶液

B. 1%~4%碳酸氢钠溶液

C. 0.02%呋喃西林溶液

D. 复方硼酸溶液

E. 生理盐水

B1 型题

答 题 说 明

以下提供若干组考题，每组考题共同使用在考题前列出的 A、B、C、D、E 5 个备选答案。请从中选择 1 个与考题关系密切的答案，并在答题卡上将相应题号的相应字母所属的方框涂黑。每个备选答案可能被选择一次、多次或不被选择。

（85~86 题共用备选答案）

A. 截石位

B. 仰卧屈膝位

C. 半坐卧位

D. 中凹卧位

E. 去枕平卧位

85. 昏迷患者应取何种卧位

86. 心肺疾病引起呼吸困难的患者应取何种卧位

（87~88 题共用备选答案）

A. 全补偿系统

B. 部分补偿系统

C. 支持教育系统

D. 预防系统

E. 帮助系统

87. 根据自理模式理论，对糖尿病患者进行护理时应采用

88. 根据自理模式理论，对昏迷患者进行护

理时应采用

（89~90题共用备选答案）

A. 局部皮丘隆起，并出现红晕、硬结，直径大于1cm，或红晕周围有伪足、痒感

B. 局部皮肤有明显突起的风团或大丘疹，周围充血或不充血

C. 局部皮丘红肿，硬结大于1.5cm，红晕可超过4cm，有时出现伪足，主诉痒感

D. 局部有出血点，直径大于1cm，有丘疹

E. 局部有白斑，硬结，直径大于1cm

89. 破伤风抗毒素皮肤试验结果阳性表现

90. 青霉素皮肤试验结果阳性表现

（91~92题共用备选答案）

A. 减少脑细胞耗氧，利于脑细胞功能恢复

B. 放松肌肉、韧带、肌腱等组织，解除疼痛

C. 保暖，促进血液循环

D. 促使白细胞释放蛋白溶解酶，溶解坏死组织

E. 降低毛细血管通透性，减轻组织充血肿胀

91. 在牙痛时应用冷疗，目的是

92. 在浅表性炎症后期用热疗，目的是

（93~94题共用备选答案）

A. 伤寒患者

B. 冠心病患者

C. 脑出血患者

D. 尿毒症患者

E. 肺结核患者

93. 低蛋白饮食适用于

94. 少渣饮食适用于

（95~97题共用备选答案）

A. 一级医疗事故

B. 二级医疗事故

C. 三级医疗事故

D. 四级医疗事故

E. 五级医疗事故

95. 造成患者死亡、重度残疾的医疗事故属于

96. 造成患者中度残疾、器官组织损伤导致严重功能障碍的医疗事故属于

97. 造成患者轻度残疾、器官组织损伤导致一般功能障碍的

（98~100题共用备选答案）

A. 个人因素

B. 心理因素

C. 信息因素

D. 环境因素

E. 不恰当的沟通方式

98. 影响有效沟通的因素中，匆忙下结论属于

99. 影响有效沟通的因素中，病室隐私度不够属于

100. 影响有效沟通的因素中，文化程度较低属于

参考答案

第四单元　专业实践能力

1. A　2. B　3. E　4. D　5. A　6. E
7. C　8. C　9. D　10. B　11. D　12. C
13. A　14. A　15. B　16. D　17. E
18. C　19. A　20. A　21. B　22. B
23. E　24. C　25. B　26. E　27. D
28. E　29. B　30. C　31. B　32. E
33. C　34. C　35. A　36. A　37. D
38. D　39. C　40. C　41. C　42. E
43. C　44. B　45. C　46. D　47. A
48. E　49. D　50. A　51. B　52. D
53. D　54. E　55. E　56. D　57. E
58. C　59. C　60. C　61. A　62. B
63. C　64. A　65. B　66. C　67. C
68. C　69. D　70. B　71. A　72. D
73. E　74. D　75. D　76. C　77. D
78. E　79. E　80. B　81. C　82. E
83. B　84. B　85. E　86. C　87. C
88. A　89. C　90. A　91. E　92. D
93. D　94. A　95. A　96. B　97. C
98. E　99. D　100. A

解　析

扫码查看
相关内容

203-3 第三单元

全国护理学初级（师）资格考试
优选卷（三）

护理学初级（师）

（报考类别代码：203）

考试日期：20××年××月××日

考试时间：120 分钟

考生姓名：________

准考证号：________

中国协和医科大学出版社
北 京

第三单元
专 业 知 识

A1/A2 型题

答 题 说 明

以下每一道考题下面有 A、B、C、D、E 5 个备选答案。请从中选择 1 个最佳答案，并在答题卡上将相应题号的相应字母所属的方框涂黑。

1. 肝性脑病患者使用精氨酸的主要目的是
   A. 使肠内呈酸性，减少氨吸收
   B. 保护肝细胞
   C. 为大脑提供能量
   D. 抑制脑内假神经递质合成
   E. 与游离氨结合，从而降低血氨
2. 胸膜腔穿刺抽出不凝血，常为
   A. 开放性气胸
   B. 张力性气胸
   C. 血胸
   D. 肋骨骨折
   E. 心脏损伤
3. 关于产后出血的预防，不正确的是
   A. 与健全的孕期保健相关
   B. 与避免产程延长有关
   C. 与缩宫素能否及时使用有关
   D. 与充盈的膀胱能否及时排空有关
   E. 与是否早期哺乳无关
4. 负压吸引术后注意事项，不正确的是
   A. 术毕，应在休息室休息 1~2 小时
   B. 术后 1 周或阴道流血未尽前禁止盆浴
   C. 术后 1 个月内禁止性交
   D. 保持外阴清洁
   E. 持续阴道流血 10 天以上者，需及时复诊
5. 新生儿肺透明膜病患儿进行氧疗时常选用的供氧模式为
   A. 间歇给氧
   B. 持续气道正压通气（CPAP）
   C. 间歇正压通气（IPPV）
   D. 呼气末正压通气（PEEP）
   E. 间歇指令通气（IMV）
6. 下列属休克患者危重征象的是
   A. 收缩压低于 80mmHg
   B. 神志淡漠
   C. 脉搏细速，120 次/分
   D. 伴代谢性酸中毒
   E. 皮肤出现大片瘀点、瘀斑
7. 关于新生儿出生后 24 小时内护理，错误的是
   A. 热水袋保温
   B. 面部出现苍白或青紫应立即清理呼

吸道

C. 为防止呕吐应予侧卧位

D. 脐带出血多时应重新结扎

E. 哺乳后稍休息片刻再更换尿布

8. 下列急性肺水肿的护理措施中，哪项不正确

A. 指导患者取坐位或半坐卧位双腿下垂

B. 给予持续低流量吸氧

C. 遵医嘱给予毛花苷 C 缓慢静脉注射

D. 皮下注射或静脉推注吗啡

E. 给予氨茶碱缓慢静脉推注

9. 护理化学治疗的患者，下列哪项不妥

A. 药液必须新鲜配制

B. 注射时不可溢于血管外

C. 注射速度不宜快

D. 应饭后 1 小时用药

E. 用药期间定期检查血常规

10. 中暑引起高热时，首要的治疗措施是

A. 治疗脑水肿

B. 纠正水、电解质紊乱

C. 抗休克

D. 吸氧

E. 降温

11. 溃疡性结肠炎并发症不包括

A. 肠梗阻

B. 腹膜炎

C. 中毒性巨结肠

D. 肠穿孔

E. 结肠癌变

12. 连台手术时，手术人员不必要的无菌操作步骤是

A. 先脱手术衣，后脱手套

B. 冲洗手臂，用无菌巾擦干

C. 消毒肥皂水刷手一遍

D. 75%乙醇泡手 5 分钟

E. 穿无菌手术衣，戴无菌手套

13. 各种贫血的护理诊断首先是

A. 营养失调

B. 有感染的危险

C. 活动无耐力

D. 呼吸型式改变

E. 心输出量减少

14. 气管切开后最重要的护理措施是

A. 清洁伤口

B. 湿化气道

C. 取半卧位

D. 重建沟通方式

E. 预防并发症

15. 空腔脏器破裂主要的临床表现是

A. 急性内出血

B. 急性腹膜炎

C. 急性肠梗阻

D. 创伤性休克

E. 感染中毒性休克

16. 肾病综合征患者易自发形成血栓的主要原因是

A. 血管内皮易受损伤

B. 组织因子易释放

C. 血液多呈高凝状态

D. 继发感染

E. 红细胞增多

17. 下列脑损伤中，常伴有蛛网膜下腔出血并出现血性脑脊液的是

A. 脑震荡

B. 脑挫裂伤

C. 硬脑膜外血肿

D. 脑内血肿

E. 硬脑膜下血肿

18. 脑脊液鼻漏的护理表述不正确的是

A. 每日 2 次清洁、消毒鼻前庭或外耳道，避免棉球过湿

B. 嘱其避免用力咳嗽、打喷嚏、擤鼻涕及用力排便

C. 密切检测患者的体温、脉搏、血压等生命体征

D. 昏迷患者经鼻腔置胃管、吸痰及鼻导管给氧

E. 应用抗生素和破伤风抗毒素，预防颅内感染

19. 新生儿娩出后正确的处理是

A. 娩出后首先断脐

B. 娩出后半小时内早接触

C. 5 分钟后行阿普加（Apgar）评分

D. 娩出后立即擦去胎脂

E. 新生儿清洗后，打足印于新生儿病历上

20. 吉兰-巴雷综合征最危险的并发症是

A. 心肌炎

B. 心力衰竭

C. 吞咽困难

D. 呼吸肌麻痹

E. 肺部感染

21. 胆管 T 管引流与腹腔引流管的护理措施不同的是

A. 保持引流管通畅

B. 每天更换引流袋

C. 观察引流液的量和性状

D. 拔管前夹管观察 1~2 日

E. 引流袋不得高于引流出口

22. 直肠肛管手术后排便失禁主要是由于手术切断了

A. 肛门内括约肌

B. 肛门外括约肌

C. 肛管直肠环

D. 齿状线

E. 阴部神经

23. 下列对围绝经期女性的护理措施错误的是

A. 解除患者不必要的思想顾虑

B. 指导正确用药

C. 多食富钙食物

D. 有异常阴道出血的妇女，应鼓励就诊

E. 多卧床休息

24. 慢性肾衰竭后期患者，一旦出现下列哪种情况提示病情严重

A. 少尿、高钾血症

B. 中度贫血

C. 乏力、食欲缺乏

D. 水肿、低钠血症

E. 呼气有尿臭味

25. 前列腺摘除术后护理措施应排除

A. 用无菌生理盐水冲洗膀胱

B. 止血药注入膀胱后夹管

C. 术后 3 日腹胀、便秘，应给予灌肠或肛管排气

D. 术后 10 日左右拔除气囊导尿管

E. 术后应用气囊导尿管压迫止血

26. 关于血友病，下列说法错误的是

A. 血友病 A 和 B 都是 X 染色体隐性遗传

B. 多自幼即有轻微损伤后出血倾向

C. 反复关节腔出血不会遗留后遗症

D. 主要表现为软组织、肌肉和负重关节出血

E. 出血症状出现越早病情越重

27. 长期卧床的心源性水肿患者，下列水肿部位最明显的是

A. 颜面部

B. 上肢

C. 前胸部

D. 骶尾部

E. 双下肢

28. 急性中毒首先采取的措施是

A. 清除尚未吸收的毒物

B. 促进体内已吸收的毒物排出

C. 应用特效解毒药

D. 对症治疗

E. 迅速脱离中毒环境

29. 需要皮内注射的疫苗是

A. 卡介苗

B. 百白破混合疫苗

C. 乙肝疫苗

D. 脊髓灰质炎活疫苗

E. 麻疹活疫苗

30. 白血病的主要临床表现有

A. 发热，出血，蛋白尿

B. 贫血，发热，肝、脾和淋巴结肿大，蛋白尿

C. 贫血，出血，肾功能衰竭

D. 贫血，发热、出血，肝、脾和淋巴结肿大

E. 贫血，出血，肝、脾和淋巴结肿大，肾功能衰竭

31. 麻疹最常见的并发症是

A. 脑炎

B. 肺炎

C. 喉炎

D. 心肌炎

E. 结核

32. 消化性溃疡患者服用抗酸药宜在

A. 饭前 1~2 小时

B. 饭后 1 小时

C. 2 餐之间

D. 每日清晨 1 次

E. 进餐时与食物同服

33. 不符合佝偻病初期的主要临床表现是

A. 睡眠不安

B. 夜啼

C. 枕秃

D. 头部多汗

E. 颅骨软化

34. 对原发性高血压健康教育的内容不正确的是

A. 注意休息，避免过劳

B. 缓解期适当活动，控制体重

C. 定期测量血压

D. 宜低盐、低脂、低胆固醇、低热量饮食

E. 血压高时服药，血压不高时可暂不服药

35. 甲状腺功能亢进症的心血管系统特征性表现是

A. 心悸、气短

B. 睡眠时心率仍增快

C. 心尖部第一心音亢进

D. 心律失常

E. 心脏增大

36. 护理急性肾盂肾炎患者最重要的措施是
A. 卧床休息
B. 多饮水
C. 保持外阴清洁
D. 观察尿液的性状
E. 观察药物反应

37. 维生素D缺乏性佝偻病患儿激期主要表现是
A. 多汗
B. 枕秃
C. 夜啼
D. 睡眠不安
E. 骨骼改变

38. Ⅲ度营养不良患儿腹壁皮下脂肪厚度应是
A. 0.7~0.8cm
B. 0.5~0.6cm
C. 0.3~0.4cm
D. 0.1~0.2cm
E. 基本消失

39. 关于支气管扩张症咳嗽、咳痰的特点，描述错误的是
A. 与体位无关
B. 咳大量脓痰
C. 痰液静置后有分层现象
D. 常在晨起或夜间卧床时加重
E. 痰量每日可达数百毫升

40. 急性白血病患者最常见的感染部位是
A. 皮肤
B. 泌尿系统
C. 肛周
D. 口腔
E. 肺部

41. 消化性溃疡患者在何种条件下疼痛节律会改变或消失
A. 疲劳时
B. 饮酒时
C. 癌变时
D. 焦虑时
E. 受凉时

42. 乳腺癌根治术后第2天护理措施不正确的是
A. 患侧垫枕，抬高患肢
B. 保持伤口引流管通畅
C. 观察患侧肢端的血液循环
D. 指导肩关节的活动
E. 禁止在患侧手臂测血压、输液

43. 以排出气体为目的的胸腔闭式引流应安置在
A. 患侧的腋中线第6、7肋间隙
B. 患侧的腋中线第5、6肋间隙
C. 患侧的腋中线第4、5肋间隙
D. 患侧的锁骨中线第3、4肋间隙
E. 患侧的锁骨中线第1、2肋间隙

44. 责任护士对一氧化碳重度中毒且高热的患者给予的护理措施不妥的是
A. 定时监测生命体征
B. 密切观察意识状态变化
C. 物理降温
D. 高浓度吸氧
E. 患者意识清醒后立即停止给氧

45. 初始血尿提示出血部位在
A. 膀胱以上
B. 膀胱
C. 输尿管
D. 尿道

E. 肾脏

46. 患儿，生后 16 日。口腔黏膜有白色乳凝状物附着，诊断为“鹅口疮”。护士为患儿清洁口腔，最恰当的漱口液是

A. 矿泉水

B. 漱口水

C. 0.1%依沙吖啶溶液

D. 2%碳酸氢钠溶液

E. 3%过氧化氢溶液

47. 患者，女，30 岁。哺乳期患右侧乳腺炎，畏寒、发热，乳房肿胀疼痛，表面皮肤发热及有触痛的硬块。对患乳的护理措施不正确的是

A. 理疗

B. 抬高乳房

C. 暂停哺乳

D. 吸净积乳

E. 切开引流

48. 患者，女，35 岁，孕 3 产 0。妊娠 37 周，夜间醒后发现阴道流血量多，无腹痛，妊娠 20 周后反复出血 4 次，给予保胎治疗，子宫软，压痛（-），无子宫收缩，胎位为左骶前位（LSA），臀部位于耻骨联合上方，高浮，胎心 140 次/分，耻骨联合上方闻及胎盘杂音。最可能的诊断是

A. 中央性前置胎盘

B. 部分性前置胎盘

C. 边缘性前置胎盘

D. 低置前置胎盘

E. 轻度胎盘早剥

49. 患者，男，45 岁。炎热夏天，在外高空作业 3 小时，出现大汗、口渴、头晕、胸闷。该患者可能出现了

A. 先兆中暑

B. 轻度中暑

C. 热痉挛

D. 日射病

E. 热射病

50. 患者，女，59 岁。因上腹部疼痛入院，诊断为胰头癌，其主要表现是

A. 进行性黄疸

B. 肝、脾大

C. 消瘦、贫血

D. 消化不良、食欲缺乏

E. 腹痛、腹部不适

51. 患儿，女，6 岁。被诊断为法洛四联症，该患儿行走时喜欢下蹲片刻再走。这样做主要是可以

A. 使下腔静脉回心血量减少

B. 使心脑供血量增加

C. 减少组织耗氧

D. 增加体循环阻力，使右向左分流减少

E. 缓解右心室漏斗部肌肉痉挛

52. 患者，女，25 岁。初产妇，妊娠 41 周临产后 7 小时出现烦躁不安，自述下腹疼痛难忍。检查腹部见病理缩复环，下腹拒按，胎心听不清，导尿为血尿。应诊断为

A. 先兆子宫破裂

B. 子宫破裂

C. 重型胎盘早剥

D. 妊娠合并急性阑尾炎

E. 妊娠高血压

53. 患者，男，13 岁。10 天前患感冒，出

现眼睑水肿，肉眼血尿。查体：血压140/90mmHg，血肌酐 147μmol/L，下列哪项护理措施不正确

A. 静脉用药滴速应缓慢
B. 饮食中可不必限盐
C. 加强用药指导
D. 准确记录 24 小时出入液量
E. 卧床休息

54. 患者，女，18 岁。甲状腺大部切除术后第 3 天，饮水时发生呛咳、误咽，可能的原因是

A. 喉水肿
B. 喉上神经外支损伤
C. 喉上神经内支损伤
D. 一侧喉返神经损伤
E. 双侧喉返神经损伤

55. 患者双手掌指关节肿胀疼痛 2 年，晨起有黏着感，活动后渐缓，查血类风湿因子（+）。诊断为类风湿关节炎，为保持关节功能应注意

A. 进食高热量、高蛋白饮食
B. 长期卧床休息
C. 坚持进行关节功能锻炼
D. 短期卧床休息
E. 长期服抗生素预防感染

56. 患者，女，60 岁。急性脑出血，头痛、恶心、喷射性呕吐，呼吸快而不规则，血压明显增高，意识障碍。下列哪项护理措施对该患者不适用

A. 绝对安静卧床
B. 头部禁止使用冰袋或冷敷
C. 及时清除口腔内分泌物和呕吐物
D. 头部略抬高，稍向后仰
E. 若 24 小时后病情稳定，可行鼻饲流质饮食

57. 患者，女，18 岁。腹泻近 1 个月，每天 3~5 次，有黏液，常有里急后重，伴腹部疼痛，便后疼痛减轻。查体发现左下腹轻度压痛，余无特殊表现。下列检查中对确诊有重要价值的是

A. 粪便隐血试验
B. 血液检查
C. 钡灌肠造影检查
D. 药物治疗
E. 结肠镜检查

58. 患者，男，70 岁。反复咳嗽、咳痰 30 年，活动后气短 12 年。动脉血气分析示 $PaCO_2$ 50mmHg，PaO_2 45mmHg。能够延长寿命、防止肺动脉高压发展的最有效的家庭治疗是

A. 抗生素控制感染
B. 支气管扩张药治疗
C. 吸入糖皮质激素
D. 呼吸肌锻炼
E. 长期家庭氧疗

59. 患者，男，39 岁。发生车祸，X 线片示髂前上棘撕脱性骨折。如卧床休息，该患者合理的体位应为

A. 伸髋位
B. 屈髋位
C. 健侧卧位
D. 患侧卧位
E. 仰卧位

60. 患儿，男，8 岁。老师反映上课动作过多，不能安静听课和完成作业，干扰课堂秩序，但智力正常。最可能的诊断是

A. 大脑发育不全
B. 癫痫小发作
C. 注意缺陷多动障碍
D. 脑瘫
E. 精神分裂

61. 患者，女，20岁。近3个月反复牙龈出血，贫血加重来诊，经血象、骨髓象检查后确诊为非重型再生障碍性贫血。该患者首选的治疗药物是
A. 糖皮质激素
B. 雄激素
C. 胎肝细胞输注
D. 抗胸腺细胞球蛋白
E. 抗淋巴细胞球蛋白

62. 患者，女，36岁。3个月前出现稍活动就感疲乏、无力，怕热、多汗、心悸、失眠、脾气急躁、食欲亢进，近半个月来体重下降4kg，眼球突出。不适合患者的食物是
A. 香菇
B. 蛋
C. 菠菜
D. 鱼
E. 海带

63. 患者，男，32岁。胫腓骨骨折，复位后石膏固定，肢体肿胀较明显，治疗中患者未能进行积极功能锻炼，2个月后去除石膏复查，见骨折愈合，经1个月练习关节活动，恢复不满意，膝关节功能差。此为
A. 损伤性骨折
B. 创伤性关节炎
C. 关节僵硬
D. 缺血性骨坏死
E. 缺血性肌挛缩

64. 患者，女，26岁。初孕妇，停经39周，阴道流水6小时，疑为胎膜早破，护士立即给予抬高臀部。目的是防止
A. 早产
B. 感染
C. 脐带脱垂
D. 产后出血
E. 子宫破裂

65. 患者，女，24岁。孕1产0，现产程结束，分娩过程顺利，留产房观察2小时，重点观察护理的内容不包括
A. 子宫收缩情况
B. 阴道出血情况
C. 会阴伤口渗血情况
D. 乳头有无皲裂
E. 膀胱充盈情况

66. 患者，男，53岁。有7年糖尿病史，查血糖11.6mmol/L，血清胰岛素水平高于正常。为提高胰岛素在周围组织中的敏感性，促进糖代谢，护士为患者采取的护理措施应除外
A. 餐后适量运动
B. 控制总热量
C. 吃纤维素多的食物
D. 减少钠的摄入
E. 控制体重

67. 患者，女，16岁。支气管哮喘发作1小时，烦躁，发绀，呼吸26次/分，心率120次/分，律齐。以下哪项措施不当
A. 协助患者采取舒适的坐位
B. 给予吸氧3L/min

C. 守候患者床旁，安慰患者

D. 禁用普萘洛尔

E. 禁用氨茶碱

68. 患者，男，32 岁。左腰部被撞击后 1 小时，因左腰痛、尿色红来院就诊。体格检查：生命体征平稳，神志清楚，心肺正常，腹平软，无压痛，左腰稍肿伴明显压痛。初步诊断为“肾部分裂伤”。目前的护理措施中，哪项不需要

A. 观察生命体征、腹部和尿液情况

B. 补液和止血

C. 绝对卧床休息

D. 心理护理

E. 碱化尿液并尽早使用利尿药

69. 患者，女，50 岁。胃大部切除术后 2 周，患者进食后约 15 分钟出现上腹饱胀，恶心、呕吐、头晕、心悸、出汗、腹泻等。应考虑并发了

A. 吻合口炎症

B. 吻合口梗阻

C. 倾倒综合征

D. 吻合口破裂

E. 消化道出血

70. 早产儿，胎龄 31 周，体重 1350 g，生后不久发生呼吸窘迫，呼吸暂停，头罩吸氧后血气分析结果为 pH 7.20，PaO_2 45mmHg，$PaCO_2$ 68mmHg，处理最正确的是

A. 5%$NaHCO_3$ 纠正酸中毒

B. 加大头罩给氧浓度至 8L/min

C. 持续气道正压通气（CPAP）

D. 机械通气

E. 用氨茶碱兴奋呼吸

71. 患者，女，30 岁。近日来发热、腰痛，伴尿急、尿频、尿痛。查尿白细胞 30 个/HP。护士为患者做健康指导时，告诉患者预防的方法中尤为重要的是

A. 会阴部卫生

B. 适当活动

C. 常服抗生素

D. 多饮水

E. 戒烟酒

72. 患者，男，59 岁。肝癌晚期，疼痛剧烈，不能忍受，严重影响日常生活。对其实施镇痛方案，可选用的药物是

A. 阿司匹林

B. 哌替啶

C. 可待因

D. 弱麻醉性镇痛药

E. 非麻醉性镇痛药

73. 患者，女，37 岁。因结婚 10 年不孕就诊。患者平素月经规律，月经量多，经期 8～9 天，痛经 15 年，需服药镇痛。妇科检查：子宫前位，正常大小，活动欠佳，子宫骶韧带可及痛性结节。患者血清学检查最可能出现升高的是

A. 癌抗原 199（CA199）

B. 癌抗原 125（CA125）

C. 癌胚抗原（CEA）

D. 甲胎蛋白（AFP）

E. 人绒毛膜促性腺激素（hCG）

A3/A4 型题

答 题 说 明

以下提供若干个案例，每个案例下设若干个考题。请根据各考题题干所提供的信息，在每题下面的 A、B、C、D、E 5 个备选答案中选择 1 个最佳答案，并在答题卡上将相应题号的相应字母所属的方框涂黑。

（74~76 题共用题干）

患者，男。因慢性支气管炎、肺部感染、呼吸衰竭入院。查体：气促，不能平卧，痰黏呈黄色，不易咳出。血气分析：血氧分压 40mmHg，血二氧化碳分压 81mmHg。

74. 给其氧疗时氧浓度和氧流量应为
   A. 37%，4L/min
   B. 29%，2L/min
   C. 33%，3L/min
   D. 45%，6L/min
   E. 41%，5L/min

75. 帮助患者排痰以下哪种措施较好
   A. 体位吸痰
   B. 鼓励用力咳嗽
   C. 超声雾化吸入
   D. 定时翻身拍背
   E. 鼻导管吸痰

76. 护士巡视时，发现患者烦躁不安，呼吸频率及心率加快，球结膜充血。此时应
   A. 使用呼吸兴奋药
   B. 加大氧流量
   C. 使用镇静药
   D. 降低氧浓度
   E. 作气管切开准备

（77~79 题共用题干）

患者，女，30 岁。孕 2 产 1，因阴道大量流血，呈休克状态急诊入院。妇科检查：阴道内有胚胎样组织，宫体 6 周妊娠大小，两侧附件（-）。

77. 首先应补充的病史是
   A. 有无停经史
   B. 有无恶心呕吐等早孕反应
   C. 有无性生活及腹痛史
   D. 有无外伤史
   E. 生育史

78. 首要的处理是
   A. 阴道后穹隆穿刺
   B. 腹腔穿刺
   C. 抗休克及观察病情变化
   D. 抗休克同时行刮宫术
   E. 立即做 B 超检查，排除异位妊娠

79. 护理人员最主要的工作是
   A. 心理护理
   B. 输液、输血纠正休克同时协助手术
   C. 肥皂水灌肠
   D. 给予镇静药
   E. 抽血进行检查

（80~81 题共用题干）

患者，男，50 岁。主因烧伤后 1 小时

于晨9时入院，烧伤面积为80%，其中浅Ⅱ度30%，深Ⅱ度30%，Ⅲ度20%，至晚6时仍无尿，伤后前8小时输液4500ml以后仍无尿。

80. 针对无尿首先应
A. 加快输液速度
B. 用利尿药
C. 进一步询问病史
D. 查电解质
E. 检查膀胱区及导尿管

81. 烧伤的程度是
A. 轻度烧伤
B. 中度烧伤
C. 重度烧伤
D. 特重度烧伤
E. 呼吸道烧伤

(82~83题共用题干)

患儿，男，3岁。因2周来发热、头痛、呕吐、精神萎靡，2天来头痛、呕吐加剧，抽搐1次并发现颈项发硬而入院治疗。半年前患原发性肺结核，曾服异烟肼3个月，症状好转后，家长自行停药。查体：嗜睡，颈强直，心肺无异常，脑膜刺激征(+)。

82. 该患儿最可能的临床诊断是
A. 原发性肺结核
B. 结核潜伏感染
C. 支气管淋巴结核
D. 结核性脑膜炎
E. 粟粒型肺结核

83. 该患儿合适的治疗是
A. 观察病情3个月
B. 给予预防性抗结核治疗6~12个月
C. 给予抗结核短程化疗方案
D. 给予抗结核标准化疗方案
E. 给予抗结核两段化疗方案

(84~86题共用题干)

患者，女，28岁。妊娠8个月，转移性右下腹痛10小时，伴恶心、呕吐。查体：体温37.5℃，右肋下有压痛，无腹肌紧张和反跳痛。血常规：白细胞计数$10.1\times10^9/L$，中性粒细胞占比0.83。

84. 该患者最可能的诊断是
A. 右侧输尿管结石
B. 急性胰腺炎
C. 急性胆囊炎
D. 妊娠期急性阑尾炎
E. 急性胃溃疡穿孔

85. 该患者诊断较为困难的原因不包括
A. 盲肠被子宫推压上移
B. 机体免疫功能下降
C. 腹肌被拉直
D. 腹膜炎不易局限
E. 大网膜不易包裹炎症部位

86. 如果患者病情进一步加重，应该考虑
A. 应用黄体酮
B. 继续应用抗生素治疗
C. 局部理疗
D. 行剖宫产手术，同时处理原发病灶
E. 终止妊娠

(87~88题共用题干)

患者，女，27岁。心悸、气短8年，反复咯血2年，近2天咯血加重而就诊。查体：双颊紫红，唇发绀，呼吸困难，双肺底散在湿啰音，心率120次/分，心律齐，心尖区第一心音前有隆隆样杂音，颈静脉无怒

张，肝未触及，腹部无移动性浊音，下肢不肿。

87. 患者脉搏一强一弱提示
A. 全心功能衰竭
B. 右房功能衰竭
C. 右室功能衰竭
D. 左房功能衰竭
E. 左室功能衰竭

88. 心尖区第一心音前隆隆样杂音为何故
A. 二尖瓣狭窄
B. 二尖瓣关闭不全
C. 主动脉瓣狭窄
D. 主动脉瓣关闭不全
E. 心包炎

B1 型题

答 题 说 明

以下提供若干组考题，每组考题共同使用在考题前列出的 A、B、C、D、E 5 个备选答案。请从中选择 1 个与考题关系密切的答案，并在答题卡上将相应题号的相应字母所属的方框涂黑。每个备选答案可能被选择一次、多次或不被选择。

（89~90 题共用备选答案）
A. 游走性四肢大关节肿痛，极少出现畸形
B. 脊柱关节强直性病变，呈弓状畸形
C. 对称性小关节受累，晚期多有畸形
D. 大小关节均可受累，很少畸形及关节脱位
E. 全身关节酸痛伴明显胸骨下端压痛

89. 类风湿关节炎的表现是
90. 系统性红斑狼疮的表现是

（91~93 题共用备选答案）
A. 白血病
B. 营养性缺铁性贫血
C. 血友病
D. 大细胞性贫血
E. 免疫性血小板减少症

91. 有胸骨疼痛的是
92. 有面色苍白、毛发枯黄、异食癖的是
93. 有自发性血肿的是

（94~96 题共用备选答案）
A. 高热量、高蛋白、高维生素、易消化饮食
B. 低动物脂肪、低胆固醇、少糖少盐饮食
C. 高热量、高维生素、高效价低蛋白饮食
D. 低盐、高维生素、低蛋白饮食
E. 高热量、低脂肪、低盐、忌蛋白饮食

94. 肝硬化患者宜选用
95. 肠结核患者宜选用
96. 肝性脑病昏迷患者宜选用

（97~98 题共用备选答案）
A. 肝叶切除术

B. 胃大部切除术

C. 三腔双囊管压迫

D. 奥美拉唑静脉输注

E. 高选择性迷走神经切断术

97. 胃溃疡大出血的治疗为

98. 肝内胆管出血的治疗为

（99~100 题共用备选答案）

A. 戒烟酒，少吃富含嘌呤的食物，如动物内脏

B. 痛风

C. 前列腺增生，痛风

D. 留置导尿

E. 戒烟酒，多吃高蛋白、高热量食物

患者，男，72 岁。嗜烟酒，患有前列腺增生 2 年，痛风病史 5 年，要求手术治疗而入院，B 超检查发现膀胱内有数颗小结石，残余尿大于 150ml。

99. 该患者出现结石的病因是

100. 针对尿酸结石，该患者适宜的下一步治疗是

参考答案

第三单元　专业知识

1. E　2. C　3. E　4. B　5. B　6. E
7. D　8. B　9. D　10. E　11. B　12. C
13. A　14. B　15. B　16. C　17. B
18. D　19. B　20. D　21. D　22. C
23. E　24. A　25. C　26. C　27. D
28. E　29. A　30. D　31. B　32. B
33. E　34. E　35. B　36. B　37. E
38. E　39. A　40. D　41. C　42. D
43. E　44. E　45. D　46. D　47. E
48. A　49. A　50. A　51. D　52. A
53. B　54. C　55. C　56. B　57. E
58. E　59. B　60. C　61. B　62. E
63. C　64. C　65. D　66. D　67. E
68. E　69. C　70. D　71. D　72. B
73. B　74. B　75. C　76. A　77. A
78. D　79. B　80. E　81. D　82. D
83. E　84. D　85. A　86. D　87. E
88. A　89. C　90. D　91. A　92. B
93. C　94. A　95. A　96. E　97. B
98. A　99. C　100. A

解　析

扫码查看
相关内容

203-2　　第二单元

全国护理学初级（师）资格考试优选卷（三）

护理学初级（师）

（报考类别代码：203）

考试日期：20××年××月××日
考试时间：120 分钟

考生姓名：________
准考证号：________

中国协和医科大学出版社
北　京

第二单元
相关专业知识

A1/A2 型题

答 题 说 明

以下每一道考题下面有 A、B、C、D、E 5 个备选答案。请从中选择 1 个最佳答案，并在答题卡上将相应题号的相应字母所属的方框涂黑。

1. 急性中毒患者洗胃的原则是
   A. 快进慢出
   B. 先出后入
   C. 密切观察
   D. 出多入少
   E. 对症处理
2. 早期胃癌首选治疗措施是
   A. 免疫治疗
   B. 放疗
   C. 内镜下治疗
   D. 化射治疗
   E. 手术
3. 维生素 D 缺乏引起的手足搐搦在惊厥发作时，应立即采取的处理是
   A. 立即给予抗生素治疗
   B. 迅速静脉推注甘露醇
   C. 保持安静及通畅呼吸道
   D. 肌内注射维生素 D
   E. 静脉注射呼吸兴奋药
4. 体外循环术后常见的电解质紊乱为
   A. 高钾血症
   B. 低钾血症
   C. 高钠血症
   D. 低钠血症
   E. 低钙血症
5. 患儿变应性紫癜以皮肤紫癜为首发症状，其中典型紫癜常见于
   A. 躯干和面部
   B. 面部和臀部
   C. 上肢和臀部
   D. 下肢和臀部
   E. 面部和上肢
6. 肾病综合征患者的 24 小时尿蛋白量为
   A. 大于 150mg
   B. 小于 1g
   C. 小于 1. 5g
   D. 小于 3g
   E. 大于 3. 5g
7. 哺乳妇女患急性乳腺炎后形成脓肿，其主要治疗措施
   A. 25%硫酸镁湿敷
   B. 促进乳汁通畅排出

C. 终止哺乳

D. 及时排脓

E. 应用广谱抗生素

8. 长期无保护地接触 X 线可引起

A. 表皮灼伤

B. 骨脱钙

C. 骨髓受抑制

D. 营养不良

E. 肺结核

9. 门静脉高压症形成后首先出现的是

A. 肝大

B. 脾大

C. 腹水

D. 呕血

E. 交通支扩张

10. 下列哪项诊断检查易致尿路感染

A. 膀胱 B 超检查

B. 放射性核素检查

C. 静脉肾盂造影

D. 尿酚红排泄试验

E. 逆行肾盂造影

11. 下列不符合癫痫药物治疗原则的是

A. 药物剂量由小到大，逐步增加

B. 定期监测血常规及肝肾功能和药物浓度

C. 一般情况下不主张联合用药

D. 撤换药物时要果断、迅速

E. 根据发作类型选择最佳药物

12. 诊断骨折最可靠的方法是

A. 局部疼痛

B. 功能障碍

C. 局部压痛

D. X 线检查

E. 外伤史

13. 后天早期梅毒的病程为

A. 6 年

B. 5 年

C. 4 年

D. 3 年

E. 2 年以内

14. 右心衰竭可能的症状不包括

A. 肝大

B. 少尿

C. 恶心

D. 食欲缺乏

E. 夜间阵发性呼吸困难

15. 关于氨茶碱的应用，描述不正确的是

A. 是中效支气管扩张药

B. 常用给药途径为肌内注射

C. 静脉推注时应稀释后慢推

D. 速度过快可引起头晕、心律失常

E. 浓度过高可导致血压下降、心搏骤停

16. 右心衰竭皮肤黏膜发绀的原因是

A. 体循环血流加速

B. 肺循环静脉淤血

C. 血液中二氧化碳潴留增多

D. 体循环血液中去氧血红蛋白增多

E. 血液中氧分压降低

17. 颅内血肿的治疗措施是

A. 卧床休息 1~2 周

B. 卧床休息 3~4 周

C. 降低颅内压

D. 手术清除血肿

E. 预防感染

18. 下列药物对根除幽门螺杆菌无明显疗效的是

A. 阿莫西林

B. 克拉霉素

C. 庆大霉素

D. 奥美拉唑

E. 枸橼酸铋钾

19. 肝硬化食管胃底静脉曲张破裂大量呕血，最简便有效的止血措施是

A. 盐水洗胃

B. 静脉滴注垂体后叶激素

C. 应用三腔双囊管

D. 口服去甲肾上腺素溶液

E. 静脉滴注酚磺乙胺（止血敏）

20. 对于癫痫持续发作患者，首选

A. 做好约束准备

B. 准备地西泮静脉注射

C. 准备 20%甘露醇静脉注射

D. 准备鼻饲抗癫痫药

E. 准备 50%葡萄糖液静脉注射

21. 化脓性腱鞘炎一经确诊，即用大量抗生素治疗，并同时手术切开是因为

A. 防止疼痛

B. 防止肌腱坏死

C. 防止肌腱肿胀

D. 防止全身发热

E. 减少抗生素用量

22. 肾结石患者的主要症状是

A. 与活动有关的疼痛和血尿

B. 排尿困难

C. 尿频、尿急

D. 尿失禁

E. 无痛性血尿

23. 肛管直肠周围脓肿一旦形成，宜及早采取的治疗措施是

A. 局部理疗

B. 全身使用抗生素

C. 切开排脓

D. 冷水坐浴

E. 待脓肿自然破裂后引流

24. 对放射治疗中度敏感的肿瘤是

A. 淋巴系统肿瘤

B. 多发性骨髓瘤

C. 造血系统肿瘤

D. 性腺肿瘤

E. 食管癌

25. 对恶性肿瘤患者住院化学治疗的护理措施，不妥的是

A. 病室应安静、舒适

B. 室温应保持在 16℃左右

C. 定期消毒病室

D. 严格控制探视

E. 适当户外活动

26. 对急性呼吸窘迫综合征（ARDS）的治疗和护理中错误的是

A. 及时使用人工呼吸机

B. 对重症患者用呼气末正压通气（PEEP）

C. 坚持长时间吸入纯氧

D. 抗生素控制感染

E. 患者不能正常进食，需要静脉营养

27. 休克的治疗原则不正确的是

A. 尽早去除引起休克的原因

B. 尽快恢复有效血容量

C. 增加心脏功能

D. 纠正微循环障碍

E. 及时应用血管收缩药

28. 下肢牵引时抬高床尾的主要目的是

A. 设置对抗力量

B. 减轻患肢疼痛

C. 促进患肢血液循环

D. 便于观察肢端情况

E. 使患者感到舒适

29. 血栓闭塞性脉管炎局部缺血期的特征性临床表现是

A. 静息痛

B. 肢体坏疽

C. 间歇性跛行

D. 足背动脉搏动消失

E. 疼痛剧烈，屈膝抱足

30. 下列哪种药物禁用于支气管哮喘发作

A. 普萘洛尔

B. 氢化可的松

C. 肾上腺素

D. 异丙肾上腺素

E. 氨茶碱

31. 甲状腺功能亢进症患者进行手术治疗，为使腺体缩小变硬，减少术中出血，术前常服用

A. 复方碘溶液

B. 放射性^{131}I

C. 卡比马唑

D. 甲硫氧嘧啶

E. 甲巯咪唑

32. 系统性红斑狼疮（SLE）患者应用糖皮质激素时，下列哪项不正确

A. 维持用药时间较长

B. 通常采用泼尼松

C. 病情好转后缓慢逐渐减量

D. 每日或隔日顿服

E. 用药剂量应逐渐加大

33. 治疗破伤风患者时，注射破伤风抗毒素的作用是

A. 控制和解除痉挛

B. 中和游离毒素

C. 保持呼吸道通畅

D. 自动免疫

E. 被动免疫

34. 结核病的原发复合征典型的胸部X线片表现是

A. 云雾状阴影

B. 团块状阴影

C. 哑铃状“双极影”

D. 斑点状阴影

E. 粟粒状阴影

35. 肾结核最早出现的症状是

A. 血尿、脓尿

B. 尿频、尿痛

C. 低热、盗汗

D. 腰痛、肿块

E. 消瘦、贫血

36. 肝硬化腹水患者每日进水量应限制在

A. 500ml 以内

B. 1000ml 以内

C. 2000ml 以内

D. 800ml 以内

E. 1500ml 以内

37. 非感染性病理性黄疸中最常见的病因是

A. 药物性黄疸

B. 新生儿溶血病

C. 先天性胆道闭锁

D. 胎粪延迟排出

E. 母乳性黄疸

38. 休克严重而血尿不明显的肾损伤是

A. 肾全层裂伤

B. 肾部分裂伤

C. 肾蒂损伤

D. 肾挫伤

E. 尿道全层断裂

39. 脓肿形成后首要的处理是

A. 全身支持

B. 理疗热敷

C. 切开引流

D. 鱼石脂软膏

E. 应用抗生素

40. 怀疑急性胰腺炎时，首选的检查项目是

A. 血钾

B. 血肌酐

C. 血淀粉酶

D. 血尿酸

E. 血白细胞计数

41. 急性白血病患者缓解期出现中枢神经系统白血病，主要原因是

A. 免疫功能低下

B. 多数化学治疗药物不能通过血脑屏障

C. 疗程不够

D. 化学治疗药物剂量不足

E. 对化学治疗药物产生耐药性

42. 腹外疝的疝环是指

A. 腹壁薄弱或缺损处

B. 疝外被盖组织

C. 疝囊颈部

D. 壁腹膜的一部分

E. 疝内容物突出的部分

43. 关于脱水患者的补液原则，下列说法错误的是

A. 先晶后胶

B. 先糖后盐

C. 先快后慢

D. 先盐后糖

E. 见尿补钾

44. 皮肤出现色素沉着可见于

A. 肺炎

B. 慢性肾小球肾炎

C. 缺铁性贫血

D. 再生障碍性贫血

E. 严重肝硬化

45. 糖尿病患者发生消瘦的主要原因是

A. 葡萄糖不能充分利用致蛋白质和脂肪分解增多，以及多尿导致水分丢失

B. 无氧糖酵解增加

C. 摄入量减少

D. 高血糖导致脂肪合成减少

E. 消化吸收功能障碍

46. 猩红热患儿应隔离到

A. 体温正常

B. 症状消失

C. 青霉素治疗后 10 天

D. 咽拭子培养 2 次阴性后

E. 症状完全消失，咽拭子培养 3 次阴性后

47. 支气管肺炎的 X 线表现特点是

A. 多发小脓肿

B. 小玻璃片状阴影

C. 网状结节样阴影

D. 粟粒状阴影

E. 斑片状阴影

48. SLE 的皮肤护理，不妥的是

A. 常用清水清洗

B. 每日用 10℃的冷水局部湿敷

C. 忌用碱性肥皂

D. 忌用化妆品

E. 避免阳光暴晒

49. 正常人每日不显性失水量为

A. 200ml

B. 300ml

C. 450ml

D. 650ml

E. 800ml

50. 纠正体液代谢紊乱时，第 1 天补液量为

A. 患者二氧化碳结合力（mmol/L）×体重（kg）×0.3

B. 生理需要量+1/2 已丧失量+前 1 天尿量

C. 生理需要量+1/2 已丧失量

D. 显性失水+不显性失水-内生水

E. 前 1 天损失量+生理需要量

51. 下列不宜用于缓慢性心律失常患者的是

A. 异丙肾上腺素

B. 人工心脏起搏

C. 硝苯地平

D. 普萘洛尔

E. 阿托品

52. 流行性乙型脑炎最主要的死亡原因是

A. 中枢性呼吸衰竭

B. 反复惊厥

C. 高热

D. 严重后遗症

E. 昏迷合并肺炎

53. 治疗系统性红斑狼疮的药物是

A. 氯丙嗪

B. 避孕药

C. 泼尼松

D. 肼屈嗪

E. 普鲁卡因胺

54. 使用胰岛素治疗过程中应告知患者警惕出现

A. 低血糖反应

B. 变态反应

C. 酮症反应

D. 肾功能损害

E. 胃肠道反应

55. 正常体温时，脑细胞对缺氧耐受的时间是

A. 30 分钟

B. 60 分钟

C. 1~2 小时

D. 4~6 分钟

E. 45 分钟

56. 某孕妇妊娠 8 周发生难免流产，其治疗原则是

A. 保胎

B. 用缩宫素催产

C. 用大量雌激素止血

D. 尽快清宫

E. 用抗生素抗感染

57. 下列与原发性高血压发病的相关因素中，不包括

A. 遗传因素

B. 精神长期过度紧张

C. 自身免疫缺陷

D. 高盐的饮食习惯

E. 年龄增大及体重超重

58. 急性左心功能不全时，不正确的治疗措施是

A. 使用洋地黄类药物

B. 平卧并将下肢抬高

C. 使用利尿药

D. 使用吗啡

E. 鼻导管高流量给氧

59. 原发性肾病综合征患者水肿时钠盐的摄入量不超过

A. 1.5g/d

B. 2g/d

C. 3g/d

D. 3.5g/d

E. 5g/d

60. 脊柱骨折患者急救运送方法，下列哪种是正确的

A. 用软担架搬运

B. 三人平托放于硬板搬运

C. 二人抱持搬运

D. 一人抱持搬运

E. 一人背负搬运

61. 患者，女，29岁。妇科普查时发现卵巢囊性肿物直径3cm，月经正常，无不适主诉。恰当的处理措施为

A. 每3个月复查1次

B. 行患侧卵巢切除术

C. 预防性化学治疗

D. 腹腔镜探查

E. 服用激素类药物

62. 患者，男，40岁。急性心肌梗死后可出现四肢厥冷，多汗，少尿，血压70/40mmHg，经补充血容量后血压不升。此时应该使用的药物是

A. 毛花苷C

B. 硝普钠

C. 呋塞米

D. 卡托普利

E. 多巴胺

63. 患者，男，65岁。因心肌梗死住院治疗，从住院到出院全程由护士刘某和新入职护士秦某对其进行全面、系统和连续的整体护理。这种护理的工作方式属于

A. 个案护理

B. 功能制护理

C. 小组制护理

D. 责任制护理

E. 综合护理

64. 患儿，男，4岁。1岁时诊断为佝偻病，给予钙剂及维生素D治疗，现钙、磷、碱性磷酸酶均正常，但仍遗留轻度“O”形腿。对该患儿应采取的措施是

A. 按摩腿外侧肌群

B. 做俯卧位抬头展胸运动

C. 手术矫正畸形

D. 口服维生素 D+钙剂

E. 使用突击量维生素 D

65. 患者，女，40 岁。因严重感染入院。体格检查：T 39.5℃，P 90 次/分，R 25 次/分，BP 116/80mmHg。血气分析：PaO_2 55mmHg，$PaCO_2$ 30mmHg。首先考虑为

A. 急性肾衰竭

B. 急性呼吸窘迫综合征

C. 弥散性血管内凝血

D. 急性肝衰竭

E. 急性心力衰竭

66. 患者，女，63 岁。有慢性咳嗽史 20 余年，已并发肺气肿。近 2 天来因受凉后发热，咳嗽剧烈，咳黄色脓痰且不易咳出，伴气促，听诊双肺底有散在湿啰音。对该患者的首要治疗措施为

A. 控制感染

B. 平喘

C. 镇咳

D. 祛痰

E. 吸氧

67. 患者，女，40 岁。经妇科检查发现宫颈肥大、质地硬，有浅溃疡，整个宫颈段膨大如桶状。该患者可考虑的宫颈癌类型是

A. 外生型

B. 内生型

C. 溃疡型

D. 颈管型

E. 增生型

68. 患者，女，26 岁。初产妇，妊娠 39 周，血压 160/110mmHg，自觉腹痛，尿蛋白(+++)，有阴道少量出血。检查：无明显宫缩，子宫板状硬，胎心 164 次/分。临床诊断为妊娠期高血压疾病合并

A. 部分性前置胎盘

B. 边缘性前置胎盘

C. 妊娠高血压患者应有的表现

D. 胎盘早期剥离

E. 子宫收缩乏力

69. 患者，男，21 岁。左上腹严重挫伤，脾破裂，血压 80/60mmHg，脉搏 110 次/分，腹部压痛。患者的处理措施是

A. 立即剖腹探查

B. 休克好转后手术

C. 立即输血

D. 边抗休克边做好手术准备

E. 立即静脉注射抗生素

70. 患者，女，55 岁。突然出现发作性呼气性呼吸困难，怀疑哮喘，去医院就诊时已经缓解，有助于诊断的血常规变化是

A. 白细胞计数增多

B. 单核细胞计数增多

C. 淋巴细胞计数增多

D. 嗜酸性粒细胞计数增多

E. 嗜碱性粒细胞计数增多

71. 患者，女，62 岁，退休工程师。因心前区压榨样疼痛 1 小时，伴冷汗、恐惧，来院急诊。该患者最重要的检查是

A. 心电图检查

B. B 超检查

C. 血常规检查

D. 肝功能检查

E. 尿常规检查

72. 患者，女，39 岁。患支气管扩张症 10 年，咳嗽、咳脓性痰，痰量 50ml/d。下列处理不当的是

A. 体位引流

B. 加强营养

C. 长期应用抗生素

D. 给予祛痰药

E. 给予雾化吸入

73. 患者，女，26 岁。人工流产术后出现高热，体温 39.5℃，双侧下腹痛，子宫明显压痛。该患者最可能的诊断是

A. 子宫内膜异位症

B. 卵巢肿瘤蒂扭转

C. 急性盆腔炎性疾病

D. 急性阑尾炎

E. 急性输卵管炎

74. 患者，女，46 岁。近日来出现咳嗽、打喷嚏时不自主排尿现象。这种现象称为

A. 压力性尿失禁

B. 反射性尿失禁

C. 急迫性尿失禁

D. 功能性尿失禁

E. 部分尿失禁

75. 患者，女，40 岁。因右上腹阵发性绞痛伴恶心、呕吐 3 小时来院急诊。查体：体温 37℃，右上腹深部轻压痛，墨菲（Murphy）征阴性。进一步检查应首选

A. 血白细胞计数和分类

B. 腹部 X 线透视

C. B 超检查

D. 口服胆囊造影术

E. 血淀粉酶测定

76. 女，28 岁。妊娠 9 周。阵发性下腹痛 2 日，阴道少量流血 1 日就诊。为确定是否能够继续妊娠，此时应进行的辅助检查是

A. 尿人绒毛膜促性腺激素检测

B. B 超检查

C. 检测血清雌三醇

D. 检测血清雌二醇

E. 检测血清甲胎蛋白

77. 患者，男，45 岁。6 小时前负重物时，右侧斜疝被嵌顿。提示疝内容物已发生缺血坏死的主要依据是

A. 疝块增大，不能回纳

B. 局部有剧烈疼痛

C. 疝块紧张发硬，有触痛

D. 阵发性腹痛伴呕吐

E. 全腹有压痛，肌紧张

78. 初产妇，女，37 岁。妊娠 34 周，血压 150/110mmHg，尿蛋白（+），水肿（++），无头晕等自觉症状。目前对该患者首要的处理原则是

A. 住院治疗

B. 积极利尿治疗

C. 加强产前检查

D. 立即终止妊娠

E. 饮食调节，以休息为主

79. 患者，女，50 岁。肝硬化 10 余年伴大量腹水，近日出现意识障碍，血氨增

高，肝肾功能减退。下列治疗哪项不妥

A. 选用谷氨酸钾，降低血氨

B. 精氨酸静脉滴注

C. 口服乳果糖，增加肠道 pH，减少氨的形成和吸收

D. 静脉注射支链氨基酸

E. 忌用对肝肾功能有损害的药物

80. 患者，男，70 岁。良性前列腺增生 3 年，近 1 年出现尿潴留 3 次，均已留置导尿管缓解，身体状况尚佳，心肺功能无异常。首选治疗是

A. 激素治疗

B. α 受体阻断药治疗

C. 手术治疗

D. 射频治疗

E. 微波治疗

81. 患儿，4 月龄。生后牛乳喂养。因惊厥经检查确诊为维生素 D 缺乏引起的手足搐搦。入院后出现全身性抽搐，其紧急处理措施哪项不妥

A. 立即让患儿平卧，尽量避免刺激

B. 注意保持呼吸道畅通

C. 10%葡萄糖酸钙 6~10ml 稀释后缓慢静脉注射

D. 苯巴比妥钠肌内注射或水合氯醛保留灌肠

E. 立即用维生素 $D_3$20 万单位肌内注射

82. 吉兰-巴雷综合征患者病后 5 天出现严重面神经麻痹，吞咽困难，严重呼吸肌麻痹，发音含糊。首选的治疗是

A. 鼻饲流质

B. 大量 B 族维生素

C. 应用肾上腺糖皮质激素

D. 抗生素治疗

E. 气管切开并使用呼吸机

83. 患者，女，30 岁。孕 1 产 0，末次月经不清，产科检查宫高 32cm，腹围 94cm，宫底在剑突下 2 横指，胎头未入盆，胎心位于脐下左下方。其孕周可能为

A. 孕 34 周

B. 孕 36 周

C. 孕 40 周

D. 孕 30 周

E. 孕 42 周

84. 患者，女，24 岁。未婚，诊断为慢性宫颈炎。护士为其行宫颈棉球上药时，下列说法正确的是

A. 月经来潮时停止上药

B. 在窥阴器辅助下观察病变部位

C. 用棉球蘸药涂擦宫颈

D. 一般每天上药 2 次

E. 2 周为一个疗程

85. 患者，男，30 岁。触电后心肺复苏，心电图示患者心室颤动。首要的处理措施是

A. 用阿托品

B. 置心脏起搏器

C. 除颤

D. 用肾上腺素

E. 用利多卡因

86. 患儿，8 月龄。呕吐、腹泻 3 天入院。烦躁、口渴。前囟明显凹陷。口唇黏膜干燥，皮肤弹性较差。尿量明显减少。血清钠 135mmol/L。第 1 天补液宜用

A. 4∶3∶2 液

B. 3∶2∶1液

C. 2∶1等渗液

D. 口服补液盐

E. 生理盐水

87. 患者，男，35岁。阑尾切除术后第5天，体温升高，排便次数增多，解黏液便，有里急后重，考虑并发了盆腔脓肿。首选的检验方法是

A. 腹部B超

B. 腹腔穿刺

C. 直肠指检

D. 粪便细菌培养

E. 腹部X线检查

88. 患者，女，28岁。风湿性心脏病、二尖瓣狭窄病史3年，平时不用药，登三层楼无明显不适。孕5个月起活动时常有轻度心悸、气促。现孕38周，因心悸、咳嗽，夜间不能平卧，心功能Ⅲ级而急诊入院。在制订治疗计划时，最佳的方案是

A. 积极控制心力衰竭后终止妊娠

B. 积极控制心力衰竭，同时行剖宫产术

C. 积极控制心力衰竭，同时行引产术

D. 适量应用抗生素后继续妊娠

E. 纠正心功能，等待自然临产

B1型题

答题说明

以下提供若干组考题，每组考题共同使用在考题前列出的A、B、C、D、E 5个备选答案。请从中选择1个与考题关系密切的答案，并在答题卡上将相应题号的相应字母所属的方框涂黑。每个备选答案可能被选择一次、多次或不被选择。

（89~91题共用备选答案）

A. 食欲锐减、恶心、呕吐

B. 全身骨骼疼痛

C. 剧烈头痛，呕吐

D. 不宁腿综合征、肌无力

E. 心率增快，夜间不能平卧

89. 慢性肾炎并发尿毒症的早期表现为

90. 慢性肾炎并发心力衰竭的表现为

91. 慢性肾炎并发高血压脑病的表现为

（92~93题共用备选答案）

A. 血淀粉酶降低

B. 血糖升高

C. 白蛋白降低

D. 球蛋白降低

E. 胆固醇酯升高

92. 出血坏死性胰腺炎患者实验室检查可有

93. 肝硬化患者实验室检查可有

（94~96题共用备选答案）

A. 去枕仰卧位

B. 侧卧位

C. 俯卧位

D. 平卧位

E. 仰卧屈膝位

94. 硬膜外麻醉后应取的卧位是

95. 蛛网膜下腔阻滞后应取的卧位是

96. 会阴冲洗的患者应取的卧位是

（97~98 题共用备选答案）

A. 糖和氯化物在正常范围

B. 蛋白降低

C. 糖升高，氯化物升高

D. 糖降低，氯化物降低

E. 细胞数正常，蛋白-细胞分离

97. 病毒性脑炎的脑脊液检查可见

98. 化脓性脑膜炎的脑脊液检查可见

（99~100 题共用备选答案）

A. 降温、脱水

B. 苯妥英钠静脉滴注

C. 纠正酸中毒

D. 高压氧治疗

E. 常规给氧

99. 心肺复苏后脑缺氧应

100. 心肺复苏后发生癫痫应

参考答案

第二单元　相关专业知识

1. B　2. E　3. C　4. B　5. D　6. E
7. D　8. C　9. B　10. E　11. D　12. D
13. E　14. E　15. B　16. D　17. D
18. C　19. C　20. B　21. B　22. A
23. C　24. E　25. B　26. C　27. E
28. A　29. C　30. A　31. A　32. E
33. B　34. C　35. B　36. B　37. B
38. C　39. C　40. C　41. B　42. A
43. B　44. E　45. A　46. E　47. E
48. B　49. E　50. C　51. D　52. A

53. C　54. A　55. D　56. D　57. C
58. B　59. C　60. B　61. A　62. E
63. D　64. A　65. B　66. A　67. B
68. D　69. D　70. D　71. A　72. C
73. C　74. A　75. C　76. B　77. E
78. A　79. C　80. C　81. E　82. E
83. B　84. A　85. C　86. B　87. C
88. A　89. A　90. E　91. C　92. B
93. C　94. D　95. A　96. E　97. A
98. D　99. D　100. B

解　析

扫码查看
相关内容

203-1　　　　　　　　　　第一单元

全国护理学初级（师）资格考试
优选卷（三）

护理学初级（师）

（报考类别代码：203）

考试日期：20××年××月××日

考试时间：120 分钟

考生姓名：________

准考证号：________

中国协和医科大学出版社

北　京

第一单元
基 础 知 识

A1/A2 型题

答 题 说 明

以下每一道考题下面有 A、B、C、D、E 5 个备选答案。请从中选择 1 个最佳答案，并在答题卡上将相应题号的相应字母所属的方框涂黑。

1. 关于水痘的流行病学叙述，不正确的是
   A. 一年四季均可发病，以冬春季好发
   B. 出疹前 1~2 日即具有传染性
   C. 病毒仅存在于患儿的上呼吸道
   D. 易感人群为 2~6 岁
   E. 传染性极强，接触后 90%发病
2. 我国门静脉高压症最常见的病因是
   A. 先天性门静脉闭锁
   B. 肿瘤压迫门静脉
   C. 肝硬化
   D. 肝外门静脉血栓
   E. 先天性门静脉狭窄
3. 急性乳腺炎细菌侵入的主要途径是
   A. 周围皮肤炎症蔓延
   B. 乳晕皮肤
   C. 淋巴系统
   D. 血液系统
   E. 破损乳头皮肤
4. 哮喘发生的本质是
   A. 交感神经兴奋
   B. 迷走神经兴奋
   C. 气道反应性降低
   D. 免疫介导的气道慢性炎症
   E. β 肾上腺素受体功能低下
5. 稳定性好、不易脱位的关节是
   A. 肘关节
   B. 肩关节
   C. 踝关节
   D. 膝关节
   E. 髋关节
6. 判断有机磷农药中毒程度的检查是
   A. 血清谷丙转氨酶
   B. 碳氧血红蛋白测定
   C. 残留农药测定
   D. 神经靶酯酶
   E. 胆碱酯酶活力测定
7. 胰腺炎患者禁用吗啡镇痛的原因是
   A. 吗啡可导致呼吸抑制
   B. 吗啡容易导致炎症扩散
   C. 使用吗啡容易成瘾

D. 吗啡与其他治疗用药有配伍禁忌

E. 吗啡可引起奥迪（Oddi）括约肌痉挛，加重疼痛

8. 不属于多根多处肋骨骨折病理生理改变的是

A. 反常呼吸运动

B. 纵隔扑动

C. 胸膜腔负压消失

D. 回心血量下降

E. 缺氧、二氧化碳潴留

9. 胎膜早破对母儿的影响不包括

A. 早产

B. 脐带脱垂

C. 宫内感染

D. 胎盘早剥

E. 巨大儿

10. 导致慢性肺源性心脏病的最常见病因是

A. 支气管哮喘

B. 慢性支气管炎

C. 慢性纤维空洞型肺结核

D. 肺尘埃沉着病

E. 弥漫性支气管扩张

11. 进行性排尿困难是以下哪种疾病最重要的临床表现

A. 尿道狭窄

B. 膀胱肿瘤

C. 前列腺癌

D. 前列腺增生症

E. 膀胱结石

12. 新生儿寒冷损伤综合征的病因不包括

A. 新生儿体温调节中枢不成熟

B. 体表面积大

C. 棕色脂肪储存不足

D. 新生儿皮下脂肪以不饱和脂肪酸含量多

E. 血管丰富，易散热

13. 小儿肥胖症常见的发病原因不包括

A. 家庭溺爱

B. 摄入营养过多

C. 活动过少

D. 遗传因素

E. 维生素摄入过多

14. 原发性下肢静脉曲张的先天病因是

A. 下肢浅静脉壁薄弱

B. 盆腔内肿瘤

C. 妊娠子宫

D. 下肢深静脉阻塞

E. 下肢深静脉瓣膜功能不全

15. 最易引起股骨头坏死的是

A. 股骨干骨折

B. 股骨头下骨折

C. 股骨颈骨折

D. 股骨颈基底骨折

E. 股骨转子间骨折

16. 诱发肺源性心脏病心功能失代偿的最常见原因是

A. 过度劳累

B. 补液过快

C. 呼吸道感染

D. 摄盐过多

E. 心律失常

17. 创伤及感染时机体代谢特点不包括

A. 能量代谢率增高

B. 蛋白质丢失增加

C. 机体对糖的利用率增高
D. 能量代谢增高程度随创伤严重程度增加
E. 脂肪利用增加

18. 关于女性生殖器官的自然防御功能，下列说法中正确的是
A. 宫颈阴道部的柱状上皮抗感染能力强
B. 妊娠期女性生殖器官自然防御能力增强
C. 阴道自净作用可抑制嗜酸性病原体的生长
D. 宫颈可分泌碱性黏液栓
E. 正常女性阴道 pH 一般为 2.8~3.4

19. 处理甲状腺危象时，迅速减少甲状腺激素合成并抑制外周组织中 T_4转化为 T_3，应首选的药物是
A. 丙硫氧嘧啶
B. 甲巯咪唑
C. 碘化钠
D. 卢戈碘
E. 糖皮质激素

20. 早产儿易发生体温不升的原因，哪项是错误的
A. 皮下脂肪少
B. 体表面积大
C. 棕色脂肪少
D. 体温调节功能差
E. 靠寒战产热

21. 手术后患者出现腹胀的最主要原因是
A. 细菌代谢产生气体
B. 血液内的气体弥散到肠腔内
C. 胃肠功能受到抑制
D. 组织代谢产生气体
E. 术后咽下大量空气

22. 原发性支气管肺癌的起源部位是
A. 毛细支气管
B. 支气管腺体或黏膜
C. 主支气管
D. 纵隔黏膜
E. 肺泡黏膜

23. 关于原发免疫性血小板减少症的临床特点，下列描述不妥的是
A. 急性型出血较为严重，内脏出血多见
B. 慢性型起病隐匿，不易觉察
C. 急性型大部分会转变为慢性型
D. 慢性型多数反复发作
E. 急性型多见于儿童，慢性型多见于青年女性

24. 有关呕血与黑便的描述，不正确的是
A. 呕血一般都有黑便
B. 出血量 5ml，粪便隐血试验阳性
C. 出血量 60ml，出现黑便
D. 出血量超过 300ml，出现黑便
E. 黑便必有呕血

25. 术后患者出现恶心、呕吐最常见的原因是
A. 伤口疼痛
B. 腹胀
C. 麻醉反应
D. 肠蠕动增强
E. 肠炎

26. 引起上消化道出血最常见的原因是

A. 胆道出血

B. 血液病

C. 食管胃底静脉曲张破裂

D. 消化性溃疡

E. 食管癌

27. 肝性脑病前驱期的表现有

A. 昏睡

B. 定向力减退

C. 手足抽搐

D. 幻觉

E. 喜怒无常

28. 大部分新生儿在出生后几日黄疸最为严重

A. 2~3 天

B. 4~6 天

C. 6~9 天

D. 4~5 天

E. 5~8 天

29. 急性白血病和慢性白血病的主要区别是

A. 肝、脾是否增大

B. 感染严重程度

C. 白血病细胞成熟程度

D. 贫血严重程度

E. 出血严重程度

30. 下列有关器官系统发育不平衡性的描述中正确的是

A. 生殖系统发育较早

B. 神经系统发育较早

C. 淋巴系统到青春期开始发育

D. 皮下脂肪年长时发育较发达

E. 肌肉组织的发育到青春期才加速

31. 肾病综合征水肿的主要原因是

A. 低钠血症

B. 低钾血症

C. 氮质血症

D. 高脂血症

E. 低蛋白血症

32. 肿瘤的内源性促癌因素不包括

A. 遗传倾向性

B. 内分泌因素

C. 免疫因素

D. 生物因素

E. 营养因素

33. 能产生甲胎蛋白的卵巢肿瘤是

A. 卵泡膜细胞瘤

B. 颗粒细胞瘤

C. 皮样囊肿

D. 卵黄囊瘤

E. 性腺母细胞瘤

34. 属于肾前性肾衰竭的病因是

A. 大出血、休克

B. 肾中毒

C. 双侧输尿管结石

D. 前列腺增生

E. 盆腔肿瘤压迫输尿管

35. 有关左心衰竭的描述，下列哪项不正确

A. 病理生理改变为肺循环淤血

B. 最早出现的是端坐呼吸

C. 咳嗽、咳痰呈白色泡沫样

D. 如发生急性肺水肿则咳大量粉红色泡沫痰

E. 最典型的表现是夜间阵发性呼吸困难

36. 硬脑膜外血肿最多见于

A. 脑挫裂伤处或其邻近

B. 枕部

C. 颞部

D. 额部

E. 头皮损伤处或其邻近

37. 颅内无明显器质性改变的是

A. 脑挫裂伤

B. 硬膜外血肿

C. 硬膜下血肿

D. 脑内血肿

E. 脑震荡

38. 下列对糖尿病酮症酸中毒的描述错误的是

A. 感染是常见的诱因

B. 在胰岛素依赖型、非胰岛素依赖型糖尿病均可发生

C. 静脉应用小剂量胰岛素治疗

D. 皮下应用小剂量胰岛素治疗

E. 酮症时可出现中枢神经系统功能障碍

39. 肾小球滤过膜损伤、通透性增加时可发生

A. 多尿

B. 少尿

C. 夜尿多

D. 蛋白尿

E. 尿频

40. 下列因素中与原发性癫痫的发生有关的是

A. 脑膜炎

B. 中毒

C. 高血压

D. 颅脑外伤

E. 遗传因素

41. 关于内脏神经痛的描述不正确的是

A. 痛觉迟钝

B. 范围不明显

C. 定位不准确

D. 缓慢、持续

E. 常引起腹肌紧张

42. 医学伦理的“有利”原则不包括

A. 努力使患者受益

B. 关心患者的客观利益和主观利益

C. 选择受益最大，伤害最小的行动方案

D. 努力预防或减少难以避免的伤害

E. 把患者的利益看得高于一切

43. 下列选项与高热惊厥的特点不符的是

A. 发作呈全身性

B. 多见于6个月至3岁小儿

C. 发作时间短

D. 热退后2周脑电图检查异常

E. 多发生在起病初突然高热时

44. 小儿生长发育最快的年龄阶段是

A. 出生至1岁

B. 1~3岁

C. 4~6岁

D. 6岁至青春期前

E. 青春期

45. 下列关于脐疝的叙述不正确的是

A. 成人脐疝极少嵌顿

B. 婴儿脐疝可自行痊愈

C. 婴儿脐疝多为易复性疝

D. 多见于婴儿及中年以上妇女

E. 多因脐环闭合不全或脐部瘢痕组织薄弱所致

46. 风湿性心脏病二尖瓣狭窄并发栓塞时，最常见的栓塞部位在

A. 肺动脉

B. 脾动脉

C. 肾动脉

D. 脑动脉

E. 下肢动脉

47. 下列有关红细胞功能的叙述中，不妥的是

A. 成熟红细胞可结合和输送氧气

B. 功能正常的血小板是止血的重要基础

C. 淋巴细胞经过胸腺作用后称为 T 淋巴细胞

D. B 淋巴细胞主要参与细胞免疫

E. 功能正常的中性粒细胞是人体的主要防御机制之一

48. 深Ⅱ度烧伤的损伤深度至

A. 表皮角质层

B. 表皮颗粒层

C. 肌肉层

D. 真皮深层

E. 皮下

49. 急性心肌梗死起病 24 小时内死亡的主要原因是

A. 休克

B. 肺部感染

C. 急性肺水肿

D. 心律失常

E. 高热

50. 通过鼻胃管灌注要素饮食时，最好让患者取

A. 半卧位

B. 左侧卧位

C. 右侧卧位

D. 垫枕平卧位

E. 去枕平卧位

51. 熟悉不同传染病潜伏期的最主要意义是

A. 有助于明确诊断

B. 预测疫情

C. 确定传染期

D. 确定检疫期

E. 判断传播途径

52. 以下检查中，能较早判断肾小球损害的是

A. 血尿素氮

B. 尿酚红排泄试验

C. 肾小管功能试验

D. 尿蛋白定性试验

E. 内生肌酐清除率

53. 关于严重心律失常引起的心悸，下列护理措施不妥的是

A. 测量心率、心律

B. 测量血压

C. 进行心电监护

D. 嘱患者注意劳逸结合，逐步增加活动量

E. 如出现呼吸困难、发热、胸痛等，应立即通知医师

54. 胆汁的排放特点是

A. 夜间

B. 间断性

C. 持续性

D. 空腹

E. 定时

55. 痰液黏稠不易咳出者的促进排痰措施为

A. 指导有效咳嗽

B. 拍背与胸壁震荡

C. 湿化呼吸道

D. 体位引流

E. 机械吸痰

56. 新生儿黄疸在出生后 24 小时内出现应首先考虑

A. 生理性黄疸

B. 新生儿败血症

C. 新生儿肝炎

D. 新生儿溶血病

E. 先天性胆道闭锁

57. 下列关于子宫下段的描述，错误的是

A. 子宫下段来自非妊娠期的子宫峡部

B. 临产后子宫下段为被动扩张部分

C. 子宫下段是在临产后才形成的

D. 子宫下段为软产道的一部分

E. 生理性缩复环位于子宫上、下段之间

58. 关于孕激素的生理功能，正确的是

A. 使子宫内膜转化为分泌期子宫内膜

B. 使宫颈黏液增多变稀

C. 使阴道上皮细胞增生角化

D. 使输卵管蠕动增强

E. 大剂量可抑制乳汁分泌

59. 社区获得性肺炎最常见的病原菌是

A. 军团菌

B. 金黄色葡萄球菌

C. 肺炎克雷伯菌

D. 肺炎链球菌

E. 铜绿假单胞菌

60. 引起小儿热性惊厥的最常见病因是

A. 颅内感染

B. 颅外感染

C. 颅内肿瘤

D. 代谢性疾病

E. 内分泌紊乱

61. 慢性羊水过多的临床表现不包括

A. 子宫大于妊娠月份

B. 多发生于妊娠中期

C. 胎位触诊不清

D. 胎心遥远或听不到

E. 羊水指数为 25cm

62. 下列哪项检查主要反映肾小球滤过功能

A. 尿酚红排泄试验

B. 尿常规检查

C. 尿浓缩稀释试验

D. 内生肌酐清除率检查

E. 1 小时尿细胞排泄率检查

63. 心前区疼痛最常见的原因是

A. 高血压病

B. 心绞痛和心肌梗死

C. 心脏瓣膜病

D. 心律失常

E. 心力衰竭

64. 蛛网膜下腔出血最常见的病因是

A. 高血压脑动脉硬化

B. 脑动脉炎性管壁坏死

C. 动脉粥样硬化

D. 动静脉畸形

E. 先天性脑动脉瘤

65. 排出黑便的疾病一般为

A. 痔

B. 直肠癌

C. 痢疾

D. 上消化道出血

E. 直肠炎

66. 下列泌尿系统疾病中，不出现管型尿的是

A. 急性肾小球肾炎

B. 肾病综合征

C. 急性肾盂肾炎

D. 急性膀胱炎

E. 急性间质性肾炎

67. 下列为遗传因素所致贫血性疾病的是

A. 巨幼细胞贫血

B. 地中海贫血

C. 再生障碍性贫血

D. 缺铁性贫血

E. 溶血性贫血

68. 原发性肝癌肝区疼痛特点是

A. 间歇性隐痛

B. 持续性胀痛

C. 阵发性绞痛

D. 刀割样疼痛

E. 烧灼样疼痛

69. 抗菌药物治疗萎缩性胃炎是针对哪种细菌

A. 大肠埃希菌

B. 结核分枝杆菌

C. 幽门螺杆菌

D. 金黄色葡萄球菌

E. 肺炎链球菌

70. 长效避孕药的作用时间是

A. 1 次 1 个月

B. 1 次 2 个月

C. 1 次 3 个月

D. 1 次 6 个月

E. 1 次 8 个月

71. 先天性心脏病病因的环境因素中，最主要的是

A. 孕妇早期服药史

B. 接触大量放射线

C. 孕妇患代谢紊乱性疾病

D. 宫内感染

E. 妊娠早期饮酒、吸食毒品

72. 系统性红斑狼疮的主要死因是

A. 肺栓塞

B. 心、脑血管疾病

C. 肾衰竭和感染

D. 消化道大出血

E. 弥散性血管内凝血

73. 长途行军导致第 2、3 跖骨骨折的原因为

A. 直接暴力

B. 间接暴力

C. 肌肉牵拉

D. 疲劳性骨折

E. 病理性骨折

74. 临床休克期相当于休克病理生理分期的

A. 微循环缺血期

B. 微循环淤血期

C. 微循环衰竭期

D. 正常微循环

E. 微循环代偿期

75. 死亡的3个阶段是

A. 昏迷、呼吸停止、心搏停止

B. 尸斑、尸冷、尸僵

C. 濒死期、临床死亡期、生物学死亡期

D. 心搏停止、呼吸停止、对光反射消失

E. 肌力消退、肌张力减退、反射消失

76. 胃十二指肠溃疡的最基本的病因是

A. 饮食不调

B. 胃酸分泌过少

C. 胃黏膜屏障破坏

D. 胃酸分泌过多

E. 精神神经因素

77. 属于肝后型门静脉高压症形成因素的是

A. 肝炎后肝硬化

B. 巴德-基亚里（Budd-Chiari）综合征

C. 酒精性肝硬化

D. 血吸虫肝硬化

E. 肝外门静脉血栓形成

78. 新生儿出生体重3000g，身长51cm，面色红润，哭声响亮，一般情况好，现母乳喂养。该新生儿开乳时间是

A. 出生后即可喂母乳

B. 出生后5小时喂母乳

C. 出生后7小时喂母乳

D. 出生后2小时喂母乳

E. 出生后15小时喂母乳

79. 患者，女，28岁。清晨测血压130/70mmHg，脉搏95次/分。判断其甲状腺功能属于

A. 低于正常

B. 正常

C. 轻度甲状腺功能亢进症（甲亢）

D. 中度甲亢

E. 重度甲亢

80. 患儿，女，5月龄。高热5天，体温40℃，烦躁不安，抽搐3次，左外耳道积脓，左乳突处压痛。前囟紧张，布鲁津斯基征（+），克尼格征（+），血WBC 19×10^9/L，中性粒细胞占比0.78。脑脊液检查：糖2.7mmol/L，氯化物115mmol/L。下列对该患儿的治疗，不恰当的是

A. 一旦确诊，尽快进行抗生素治疗

B. 选择对病原菌敏感的抗生素

C. 静脉给药

D. 一般用药3~5天

E. 选择易通过血脑屏障的抗生素

81. 患者，女，23岁。患慢性髓细胞性白血病，在化学治疗过程中拒绝治疗。针对其不合作行为，护士采取的下列哪项措施是错误的

A. 评估患者的心理状态

B. 联系同样疾病的患者与其多沟通

C. 向患者说明药物治疗的效果、副作用及其必要性

D. 与患者讨论修订治疗措施，指导患者遵从新的治疗方案

E. 严格执行医嘱，不必征得患者同意

82. 一位3岁患儿患急性细菌性痢疾住进医院，经治疗本已好转，即将出院。其父母觉得小儿虚弱，要求输血。碍于情

面，医师同意了。可护士为了快点交班，提议给予静脉推注输血。当时病儿哭闹，医护齐动手给他输血过程中，患儿突发心搏骤停死亡。此案例中医护人员的伦理过错是

A. 无知，无原则，违背了有利患者的原则
B. 无知，无原则，违背了人道主义原则
C. 曲解家属自主权，违反操作规程，违背了有利患者的原则
D. 曲解家属自主权，违反操作规程，违背了不伤害患者的原则
E. 曲解家属自主权，违反操作规程，违背了人道主义原则

83. 患者，女，25岁。孕1产0。妊娠39周，因下腹坠痛、阴道流出血性分泌物于凌晨2点急诊入院。患者自述腹痛难忍，大喊大叫，烦躁不安，但宫缩高峰时强度不够，间歇时宫壁仍不能放松。观察3小时产程无进展。患者可能的诊断是

A. 协调性宫缩乏力
B. 不协调性宫缩乏力
C. 协调性宫缩过强
D. 不协调性宫缩过强
E. 骨盆异常

84. 患儿，男，10月龄。生后一直奶粉喂养，未加辅食。检查：营养差，皮肤、黏膜苍白；血红蛋白60g/L，红细胞$2.0\times10^{12}/L$。此患儿确诊为营养性缺铁性贫血，导致该患儿缺铁的主要原因是

A. 铁的丢失过多
B. 铁的吸收、利用障碍
C. 铁的摄入不足
D. 生长发育快
E. 铁的储存不足

85. 某患者要做腰椎穿刺检查，有恐惧感。从医德要求考虑，临床医师应向患者做的主要工作是

A. 要得到患者知情同意
B. 告知做腰椎穿刺的必要性，嘱患者配合
C. 告知做腰椎穿刺时应注意的事项
D. 因诊断需要，先动员，后检查
E. 动员家属做患者思想工作

86. 患儿，1岁。2周前患麻疹，发热7天，体温39℃，咳嗽、气促、双肺呼吸音粗，未闻及啰音。结核菌素试验(+++)。胸部X线：双肺见分布均匀、大小一致、密度一致的粟粒状阴影。可能的诊断是

A. 支气管肺炎
B. 麻疹肺炎
C. 麻疹合并急性血行播散型肺结核
D. 原发性肺结核
E. 金黄色葡萄球菌肺炎

87. 某患者肝炎后肝硬化，近日食欲缺乏，腹胀。查体：腹部有移动性浊音。提示

A. 腹水
B. 肠胀气
C. 腹膜炎
D. 胆囊结石
E. 胰管梗死

88. 患者，男，35 岁。诊断为消化性溃疡 2 个月，近日原有疼痛节律消失，变为持续上腹痛，伴频繁呕吐，呕吐物中含有隔日宿食。该患者最可能发生的并发症是

A. 上消化道出血
B. 穿孔
C. 幽门梗阻
D. 癌症
E. 肝性脑病

89. 患儿，2 岁。因肺炎入院，经治疗后症状好转，又突然高热、呼吸困难。查体：右肺叩诊浊音。该患儿可能并发了

A. 急性心力衰竭
B. 呼吸衰竭
C. 中毒性脑病
D. 中毒性心肌炎
E. 脓胸

90. 患者，女，35 岁。发现糖尿病 3 年。因外阴瘙痒严重，影响睡眠前来就诊。妇科检查：阴道黏膜红肿，白带呈干酪样，剥离后可见阴道上有小溃疡，宫颈光滑。下列护理措施错误的是

A. 阴道出血者应停止阴道上药
B. 常用 2%~4%碳酸氢钠阴道灌洗
C. 灌洗药物要充分溶化，温度一般为 40℃
D. 勤换内裤，用过的内裤、盆及毛巾均用开水烫洗
E. 性伴侣必须同步进行治疗

B1 型题

答 题 说 明

以下提供若干组考题，每组考题共同使用在考题前列出的 A、B、C、D、E 5 个备选答案。请从中选择 1 个与考题关系密切的答案，并在答题卡上将相应题号的相应字母所属的方框涂黑。每个备选答案可能被选择一次、多次或不被选择。

（91~92 题共用备选答案）

A. 急性胰腺炎
B. 乳腺癌
C. 胆囊炎
D. 原发性肝癌
E. 下肢静脉曲张

91. 暴饮暴食可导致
92. 慢性肝炎可导致

（93~94 题共用备选答案）

A. 胎儿肢体与母体骨盆的关系
B. 最先进入骨盆入口的胎儿部分
C. 胎儿先露部指示点与母体骨盆的关系
D. 胎儿身体纵轴与母体身体纵轴之间的关系
E. 胎儿身体纵轴与母体骨盆入口平面

的关系

93. 胎产式为

94. 胎先露为

（95~96 题共用备选答案）

A. 麻痹性肠梗阻

B. 机械性绞窄性肠梗阻

C. 血运性肠梗阻

D. 机械性单纯性肠梗阻

E. 痉挛性肠梗阻

95. 肠扭转引起的肠梗阻属于

96. 铅中毒引起的肠梗阻属于

（97~98 题共用备选答案）

A. 出生 1~2 天

B. 出生 2~3 天

C. 出生 5~6 天

D. 出生 8~9 天

E. 出生 2 周

97. 足月新生儿生理性黄疸消退的时间是

98. 足月新生儿生理性黄疸出现的时间是

（99~100 题共用备选答案）

A. 正常

B. 炎症

C. 可疑癌

D. 高度可疑癌

E. 癌症

99. 宫颈刮片细胞学检查，报告为巴氏Ⅱ级，考虑为

100. 宫颈刮片细胞学检查，报告为巴氏Ⅲ级，考虑为

参考答案

第一单元　基础知识

1. C　2. C　3. E　4. D　5. E　6. E
7. E　8. C　9. E　10. B　11. D　12. D
13. E　14. A　15. B　16. C　17. C
18. D　19. A　20. E　21. C　22. B
23. C　24. E　25. C　26. D　27. E
28. D　29. C　30. B　31. E　32. D
33. D　34. A　35. B　36. C　37. E
38. D　39. D　40. E　41. E　42. E
43. D　44. A　45. A　46. D　47. D
48. D　49. D　50. A　51. D　52. E
53. D　54. B　55. C　56. D　57. C
58. A　59. D　60. B　61. B　62. D
63. B　64. E　65. D　66. D　67. B
68. B　69. C　70. A　71. D　72. C
73. D　74. B　75. C　76. D　77. B
78. A　79. D　80. D　81. E　82. D
83. B　84. C　85. A　86. C　87. A
88. C　89. E　90. E　91. A　92. D
93. D　94. B　95. B　96. E　97. E
98. B　99. B　100. C

解　析

扫码查看
相关内容